近代名医珍本医书重刊大系
（第一辑）

治病法轨

王雨三 著
罗愚 李红建 点校

天津出版传媒集团
天津科学技术出版社

图书在版编目(CIP)数据

治病法轨 / 王雨三著;罗愚,李红建点校. -- 天津:天津科学技术出版社,2023.6

(近代名医珍本医书重刊大系)

ISBN 978-7-5742-0868-1

Ⅰ.①治… Ⅱ.①王… ②罗… ③李… Ⅲ.①中医临床—经验—中国—近代 Ⅳ.①R249.5

中国国家版本馆CIP数据核字(2023)第034741号

治病法轨

ZHIBING FAGUI

策划编辑:吴文博

责任编辑:梁　旭

责任印制:兰　毅

出　　版:天津出版传媒集团
天津科学技术出版社

地　　址:天津市西康路35号

邮　　编:300051

电　　话:(022)23332392(发行科)23332377(编辑部)

网　　址:www.tjkjcbs.com.cn

发　　行:新华书店经销

印　　刷:河北环京美印刷有限公司

开本 880×1230　1/32　印张9.5　字数168 000

2023年6月第1版第1次印刷

定价:79.00元

近代名医珍本医书重刊大系第一辑专家组

中医策划： 黄樵伊　党　锋

学术指导： 罗　愚　代红雨　李翊森　陈昱豪　严冬松

整理小组： 张汉卿　赖思诚　蔡承翰　朱吕群　林亚静　李　怡

徐　蕴　许颂桦　施玟伶　邱德桓　林慧华　郑水平

付大清　王　永　邬宏嘉　杨燕妮　丁　舟　孔庆斌

钱平芬　黄琬婷　吴思沂　李秀珠　姜乃丹　瞿力薇

来晓云　郭　铭　王杰茜　杨竹青　宋美丹　张　云

郭晋良　周　洁　杨守亲　刘　港　聂艳霞　杨洁浩

郑月英　崔盈盈　吕美娟　张引岗　周湘明　李素霞

吴彦颉　马建华　王耀彬　李　娟　张　涛

读名家经典
悟中医之道

扫描本书二维码，获取以下**正版专属资源**

本书音频	畅享听书乐趣，让阅读更高效
走近名医	学习名家医案，提升中医思维
方剂歌诀	牢记常用歌诀，领悟方剂智慧

- **读书记录册**
  记录学习心得与体会
- **读者交流群**
  与书友探讨中医话题
- **中医参考书**
  一步步精进中医技能

扫码添加智能阅读向导
帮你找到学习中医的好方法！

操作步骤指南

① 微信扫描上方二维码，选取所需资源。
② 如需重复使用，可再次扫码或将其添加到微信“收藏”。

秦伯未序

仆曩序刘河耐寒先生《付氏三书》，叹为医林奇士。不意十年后序王君雨三《治病法轨》，重兴当日之感也。耐寒先生力学善悟，心细胆大，识人所不能识之病，用人所不敢用之药，人或畏不轻试，而试无不验，因有大刀之称。王君亦刘河人，尽心斯道，如出一辙。生之夕，明灯张空，遂负天医之目，何刘河之多奇士耶！

间尝浏览有明·王肯堂《证治准绳》，为秦文诊胁痛，既定方，嘱秘不宣，恐引俗流讪笑。今观王君治顾锡荣盗汗之用麻附细辛汤加人参，瞿祥卿子久泄之用麻黄汤加人参，时医多腹诽之，而卒皆挽于垂危。又何王氏之多奇才也！

王君年逾六十矣，霜雪盈巅，神完貌古，积劳得足疾，不良行。驰书于仆曰："吾书三易稿，屡燹于兵。今所存者，十之一二，衰老不复能著述。中辨阴阳、气血、表里、虚实，最有心得，经验数十年，丝毫不爽，毕生心血，尽在于是，拟付削青，俾公诸世，敬乞文以为重。"噫嘻！君自知甚明，抑何谦如是耶！

君之学，由朱丹溪而进求于东垣李、河间刘、长沙张，更进而冥搜于内难甲乙、朱李刘张，人病其偏，要皆环境使然也。内难甲乙，人无毁言，未闻有能穷其奥也。然丹溪未尝废补益，河间未尝废温热，东垣宁无外感之治，长沙宁无内伤之方。后世未读全书，先存偏见，天下岂有独虚独实独寒独热之病哉？君于“凡例”中特标明曰，为切救时弊而作，似偏温补，实非偏也！为时医竞尚寒凉攻伐，不得不有以纠正之。是则王君能悟澈诸子之学，所谓得其环中、超乎象外者矣。若言内难甲乙，则弦钩毛石，从无释为形容之词。遂混平脉为病脉，三阴三阳，从无释为代名之词，遂乱时期界域于经络，望文生训，胶柱鼓瑟，古人岂有若是之疏陋哉！君于首章中特发挥曰：“成注以尺脉弱为阴不足，则阳陷入阴，发热者宜下。”寸脉微为阳不足，则阴上入阳，恶寒者宜汗。殊属似是而非，因悟出阳盛阴虚、阴盛阳虚之真切理论。是则王君能融会群经之旨，所谓“得其要者，一言而终”者矣。

世有好用古方者，曰吾仲景之学也，讥时方之轻薄。亦有好用时方者，曰吾叶吴之学也，诋古方之固执。一若仲景方中无黄芩、滑石、连翘、竹茹之品，叶吴方中无桂枝、干姜、大黄、芒硝之属，非因病而施药，乃悬药以求病。病而合，互相自炫；病而不合，各委天命。安知仲景之辛温，可与叶吴之辛凉并立；叶吴之救阴，可与仲景之回阳相峙。仲景之白虎汤，即启叶吴之清凉方剂；叶吴之增液汤，即宗仲景之蜜煎导法。因其同而悟其化，因其异而观其变，当视之如轼辙，不当视之如水火。古今之病，决无悬绝。古今之理，更无二致。集大成以为吾用，殆王君得之焉。

或评国内之所谓名医，非泥一家之言，即抱敷衍之术。近代之所谓新著，非好高立异，即喧宾夺主。因叹名医愈多，则游魂愈众。新著愈增，则迷途愈歧。以此医人，无殊杀人；以此教人，无殊绝人。世间何事不可为，而偏欲操此不足，更欲世其业乎？仆既耻列于名医之俦，尝语及门弟子曰：吾无所长，唯能汗能下能补能泻能温能凉而已。夫汗下补泻温凉非他，即表里虚实寒热是也，然可与知者道耳。王君其又于意云何！综核王君之书有四善：无门户之见，无迂远之论，无隐约之词，无浮泛之方。命曰“法轨”，信副其实。他日与耐寒《付氏三书》，肯堂《证治准绳》并垂不朽，可预卜也。是为序。

中华民国三十年岁次辛巳五月，上海，秦伯未

唐文治序

刘河同乡王君雨三，初著《医说》一编，属及门李生颂韩请余为弁言，余以公务鞅掌，属李生代为序文。辛巳仲夏，雨三以书来曰：曩承先生不弃，惠序《医说》，颇为荣幸。乃据友人传述，前序已入李君文集中，知为代庖之作。兹者鄙人复作《治病法轨》三卷，欲求别为一序，其可乎？余嘉君之勤勤于医学而进境靡涯也，讵可以辞。

案君撰是书，宗旨厥有数善。辨明阴阳、气血、表里、虚实，其善一也。

排除一切偏颇之说，与专尚攻伐之法，以正医学规矩准绳，其善二也。

审察脉法经络，可洞瞩九脏受病之繇，用专达之药治之，其善三也。

考证诸凡似是而非疑难变幻之症，医书所未载明而无治法者，析其奥窔，摘抉元神，其善四也。

此四善皆由数十年经验而来，非空论可比。

昔司马子长作淳于意传，谓意能以五色治病，决人死生，无不验者。此非独切脉而知之，亦望气之征也。今王君之于医，理可谓独出心裁，消除癥结者矣。余于医道未知门径，因君之勤劳纂述，特表章之。见三折肱者，斯可称良医云。

太仓唐文治序于海上南阳寓庐

何元奇序

范文正公有言曰："不为良相，宁为良医。"诚以良相足以安邦定国，良医足以济世活人，实异曲而同工也。然而良相不世出，而良医亦安所得乎？王君雨三，娄东奇士也。其诞生之夕，有明灯自天而降，光芒照彻庭中，纤屑毕见，未几君即应运而生。以故家人均以非常人目之，期其成为大器也。其后君家多病，每为医所误，君愤慨之至，曰医道之失，一至于此，独不能为芸芸众生稍谋福利耶？于是穷研医学，对于圣贤经籍之奥旨，旁及各家之得失，无不阐发精微，独得其神髓。穷年累月，孜孜焉惟日不足。所学既成，乃稍稍为人治病，不责酬，遇贫者且给药焉。其处方用药，每似不合于病，时人哗然，他医更从而谤之，然无不应手而愈，有如神助。久之，君之名且日益噪，道且日益彰，向之哗然者息，谤之者亦止，惟侧目怒视而已，而君则无介于心也。且曰："吾之为医，非为衣食计，盖为济世而活人也。"于医术必求精当，治病不期侥幸，以故君之脉理独精。每病必探本求源，务求至当。故凡经诊治，无不手到春回。

先君尝谓余曰：医学之道，雨三得之矣。间尝宗其法以施治，均奏神效，实可师事之也，慎毋以祖传夸世而惑人。余谨识不敢忘。当舍侄患柔痉甚笃，时家人彷徨无计，亟延君诊之。曰当大补气血，方克有济，即用大剂十四味建中汤加柴胡、薄荷，两剂而愈。又内子屡病危，均由君大剂挽救，得庆更生。以及频年为其介治之棘手各症，无有不效。又尝见其为顾锡荣用麻黄附子细辛汤加人参以治盗汗，为瞿祥卿子用麻黄汤加人参以治其久泄，垂危之症，皆药到病除。

察其用药，每似不合于病，如此类者实指不胜屈。余曰：君之用药何其神耶？君则曰：无他，亦在于明辨阴阳、气血、表里、虚实以及精察脉理而已矣。然而时医犹非笑之。因思尝读有明·王肯堂先生书，曾为云中秦文治二胁满痛久不愈，知为元气已虚，主大补气血，兼补肝肾。既为处方，嘱勿示他医，恐将大笑，口不得合也。无何，秦君谢函至，曰已愈矣。观此可知为良医者，皆不免非笑于流俗。前有王肯堂，今有王雨三。何前后相类有如此！古今同慨，安得不为之长太息耶。噫！雨三之医术，与王肯堂如出一辙也。然莫为之后，虽美而不彰。顾王肯堂之遗著，已登《四库全书》，而雨三则知之者犹鲜。曩者林屋山人见君所著书，跃然惊起曰，是真良医也，何相见之晚耶。时雨三正经营药房于海上，山人即亲题长词以见赠。迩者世变日亟，人事日非，君则独怀悲天悯人之志，欲力尽济世活人之宏愿，爰于行道之余，潜心著述，以期启示后人。其用心亦已苦矣！今者著作等身，益见精妙。其中辨阴盛阳虚阳盛阴虚、辨气血虚实诸篇，实为千古创作。盖历来徒有其说，从未有切实证明之者。唯君能一一详细辨之，实开医学莫大之法门。

书既成，分为医说、治验、证治各一卷。余既悉读之，曰是治病法轨也，即以名其书可乎？君曰善。余曰：此书一出，正如皓月当空，照耀万里，悉被其光。在病家得之，则知所适从，不致受欺。医者得之，则如航海之有南针，可以不误所向，足使黎庶尽登于和煦春台。由是言之，为良医可耳，固不必为良相也。因力促付梓，以贻后人，安见不与王肯堂先生后先辉映耶。

或曰：君殆天医也，当其诞辰，明灯自天而降。明灯者星也。及见其医之神妙，人莫能及，有如天助，故曰君殆天医也。余曰有是哉。然君苟不苦攻力学，亦安足以臻此。呜呼！今之医者，不明阴阳、气血、表里、虚实之辨，动以孟浪从事，而致草菅人命，不知自反者，试一读君之《治病法轨》，其亦将有动于中乎。余既力促君之成此书以行世，而君不以余为鄙，力索为之序。余竟难以不文辞，故不计其拙而勉为之也。

民国二十九年孟春娄东何元奇序于留春医室

自　序

尝观世人之熙来攘往，经营各业，皆所以为衣食计也。医为术者，无非亦为营业以谋衣食者也。惟同为衣食而营业，则医之责任为最重。何也？以各业之谋衣食而无生命之责任，独医者负生命之重任也。以其负生命之重任，故学术不可不精。精则可以活人，不精则反杀人。或曰：医者之活人杀人，皆属于无形。予曰：惟其无形，则冥冥之中，报应历历不爽。故孟子有“术不可不慎也”之诫。

霖本业农，初非习医。以在弱冠时，一家颠沛，五年之间，死亡相继者五人，皆由细小之病而不起。后自病噎膈症，延医服药，亦反加剧。因自购医书数种，翻阅古方，服之即愈，方知世间庸医多而良医少。以前一家之性命，无不死于庸医之手，岂不冤哉？由是酷嗜医学，闭门研究，将《内经》《难经》《甲乙经》《神农本草经》，及仲景《伤寒论》《金匮》、河间三书、东垣十书、《丹溪心法》《脉因证治》等，并历代诸名家之书，悉心参考，始知治病必须精明四诊，并脏腑经脉，方可得其根源，庶不致误人性命，即内经所谓“治病必求其本”也。

霖之学医，为保身计，非为衣食计也。始则只应亲友等延治，继则四方人士求治纷纷，不得不出以应世。然总觉学识浅陋，心中慊然。每治一病，如服药而不效者，即赧然引为极大耻辱，而不能膺性命攸关之重任。由是，更发愤研究，寝食俱废，必达学术精明，治病可使必愈而后已。

古人云："思之思之，鬼神通之。"竟于《内经》中"人迎紧盛伤于风，气口紧盛伤于食"，悟得：阳盛阴虚、阴盛阳虚，亦能于左右手之脉息中辨别之。再于古人谓"左半身属血，右半身属气"，悟得：左手脉以候血之虚实，及右手脉以候气之虚实。以至微、至渺、至繁、至杂、茫无所自之道，阐而为至显、至明、至简、至易之法。不独后学者之易于入门，即治病自有一定之把握也。

盖凡百病症，不外乎表里、阴阳、气血、虚实之偏胜。如能辨明其表里、阴阳、气血、虚实，则虽有千变万化之病情，以温、凉、补、泻之法调其偏胜，则未有不愈者。爰特不揣鄙陋，谨将生平经验所得之表里、阴阳、气血、虚实之理而详辨之。此即《内经》所谓"知其要者，一言而终"之旨也。霖数十年来依此法治病，竟丝毫不爽。此非夸张其说，惊奇炫世以惑人，亦非敢沽名要誉，作诐辞邪说以自欺，实本于济世之热忱而不能自已也。

当此欧化盛行，岐黄之道正是一发千钧。有志之士，亟应振作精神，奋袂而起，使吾道大发光明，不让欧化争先，以保仁术于不堕。或曰：轩岐以来，医书之多，不啻汗牛充栋，尔是草野之辈，欲思一苇以障狂澜，何异精卫衔石填海？予曰：霖固愚鲁者也，本不敢置喙其间，致贻大方讪笑。惟思此一得之愚，既非套袭摭拾而得，且系启发后人之创说，得使诊察有一定不易之方针，治病有百试百验之功能，不无裨益于世。爰敢公诸大众，俾海内同胞，同登寿域。至于见解之特殊而不合于俗，文词之谫陋而贻讥于人，非所计也。四海之大，不乏名哲，还希不吝珠玉，有以赐教为幸。

民国二十八年孟冬，王汝霖序于守拙庐

凡　例

凡百病症，不外阴阳、气血、表里、虚实之偏胜而致。自古以来，无人得能证实其真情。兹以脉理证实其阴阳、气血、表里之虚实，可能确切无疑者。如能将阴阳、气血、表里、虚实以辨明之，则凡百病情无所逃遁于心目中矣。用各经之温凉、补泻以治之，病未有不应者。即使药不中的，决不致有性命之虞。

是书不独为证明阴阳、气血、表里、虚实而作，亦为切救时弊而作。似乎偏于温补，然非偏也。为时医竞尚寒凉攻伐，将温补完全废弃，不得不有以纠正之。故将古圣贤之保重元气，不惮至再至三以说明之。至于立意措辞，只求醒世，亦不顾重复，实出于救世之婆心，不得已而言之也。祈阅者谅之。

是书注重脉理以立言，以脉理为医者至切至要之法。倘医者不明脉理，犹船行海洋问之浓雾中，无指南针以指引，不辨方向而驶，能不倾覆而登彼岸者难矣！现因时医不讲脉理，妄行施治，贻害人命，不得不将脉理以勉励之，亦切救时弊之紧要者也。

外感内伤杂症之治法，古人已成法昭彰，似不必详赘。然霖有独出心裁之治法，以及古人所忽略之病情、时医所漠然不知者，爰特聊表端倪，俾学者知病情无一定，治法亦各殊。务须心领神会，辨证明确，不可见病治病，以塞责而轻视人命也。

是书之论说与治法，皆别开生面之作，非人云亦云者可比。且从生平经验得来，亦非徒托空言。既可以增益人之见识，又可以启发人之心思，不无资助后学而有益世人。至论说与治验，虽属不多，然融会贯通，一隅而三反之，已用之不尽矣。亦即内经所谓“知其要者，一言而终”之义也。

是书所用之方，大都属王道之古方，早经屡屡试屡验者而选择之。不独为初学者易于入门，即不为医者亦可据证索方，诸多便利，而且稳妥。如服之既已对病，仅可连服至病愈为止，不必更易，反致误事。间有采用攻利之方者，实出于必不得已，非攻利则其病不除也。惟攻利之方，用之对病，一服可愈，即须停止。因有病则病当之，病去渎用，则反伤真元。如其服之不效，必与病不合，不可再服，非比王道之药，可以多服也。攻利之方者，如麻黄汤、大青龙汤、葶苈泻肺汤、控涎丹、十枣汤、大小承气汤、抵当汤、巴豆、硇砂之类。

是书略于伤寒温病者，以伤寒温病古人已有专书也，但总不外表里、阴阳、气血、虚实而已。得能识其表里、阴阳、气血、虚实，投方则必合病情，治病则无往不利。虽治伤寒温病之方，亦可以治杂病；即治杂病之方，亦可以治伤寒温热。固不可胶执以治病，必须识病以用药，庶不误耳。

古方分量原不应擅改，但因其分量不合于今人，兹为便利病者起见，敢僭为酌改。再，古方之丸散，药肆中所备者极少，然丸散与汤液，取名虽异而治病则同，故亦将丸散之分量，改为汤液之分量者，亦以便病者之购办耳。僭窃之罪，自知不免，尚祈鉴原是幸。

各药方下无主治某某等病者，因欲使医者毋执方以治病，须察病以用方。善治病者方似不合于病，投之辄应验如神，方可为圆机之士，神化之治，庶可为人司命也。

时症与杂病之特别治验，早已积有数千则。因屡遭兵燹，遗失殆尽。兹因精力衰颓，无从记忆，是以只举大略之治法，以供参考。

是书之论说，未免有所偏激。望明达之士，不弃简陋，得赐以纠正之，则不独霖一人之幸也，愿有以辱教焉。

目　录

上　卷

中　卷

下　卷

上 卷

太仓王汝霖雨三甫著　男达材校

辨阳盛阴虚、阳虚阴盛

仲景《伤寒论》序例有云：“阳盛阴虚，汗之则死，下之则愈。阳虚阴盛，汗之则愈，下之则死。”此乃治病紧要纲领，不特伤寒证之治法已也。一有错误，生命立休，可不详辨其确实而草率从事哉！

然阴阳之虚实，岂易辨哉。或曰：阳盛则热，阴盛则寒。阳虚生外寒，阴虚则发热。阴阳之虚盛，辨之亦不难。此说虽是，然而不尽然也。

即使伤寒伤风之在太阳经，淅淅恶寒，翕翕发热。岂阴阳之乍盛乍虚、更虚更盛，治法可汗下并行乎！又不止此也。《内经》谓寒极则热，热极则寒，又云重阴必阳，重阳必阴。即在伤寒证，邪热传入厥阴经，有四肢厥冷，即热深厥亦深，仲景用承气下之者，岂可见其厥冷而谓为阴盛阳虚乎？又伤寒入于足少阴经，有面赤、身热、咽痛等症，仲景用通脉四逆汤以温之，岂可作阳盛而下之乎？又有内伤证中最多阴盛格阳、阳盛格阴之证，岂可见寒即作阴盛证而汗，见热即作阳盛证而下，以误人之性命乎？

霖对于此阴阳虚盛，遍阅古人之书，未有说明的确之见证。

《难经》虽亦有辨阴盛阳虚、阳盛阴虚之证，其云浮之损小，沉之实大，故曰阴盛阳虚；沉之损小，浮之实大，故曰阳盛阴虚。此属心肺虚而肝肾实、肝肾虚而心肺实，只可以用补阳配阴、补阴配阳之法，非可用作汗下者也。

又考之成注，以尺脉弱为阴不足，阴虚阳凑，阳陷入阴，则发热者，为宜下；寸脉微为阳不足，阴气上入阳中，则洒淅恶寒者，为宜汗。按此注释，亦属似是而非，难于摸索。况寸脉虚，汗之则亡阳；尺脉虚，下之则亡阴。仲景有“尺脉弱涩者不可下”之戒。虽有“阳陷入阴，阴气入于阳中”云云，究属以何种见症，可以确定其阴阳虚盛之真实哉？

因之寤寐焦思，再以脉理中求之。

寸为阳，尺为阴。寸盛尺虚，即阳盛阴虚。只有寸盛，为汗吐之证，即《内经》谓“在上者引而越之。”尺虚是真阴虚，仲景谓“强发少阴汗，为上厥下竭”，适与汗下相反。

又：浮为阳，沉为阴。浮主表，宜汗。沉主里，宜下。亦与汗下为不合。

再：来为阳，去为阴。来盛去虚，即心肺实而肝肾虚。来虚去盛，即心肺虚而肝肾实。宜以补阳配阴、补阴配阳法治之。对于汗下，尤不相宜。

再四研求，甚至寝食俱废，乃恍然得之于两手脉息中，且能确切无疑，冥冥中如有神助者。古人云："思之思之，鬼神通之"。诚不谬也。

盖两手之脉，左为人迎，右为气口。《内经》云：人迎紧盛伤于风，岂非宜汗；气口紧盛伤于食，岂非宜下。盖人迎者，左关也。左关是肝，为风木之脏。左尺膀胱，为寒水之脏。风入于肝，寒入于膀胱，乃同气相求、物与类聚之义。气口者，右关也。右关属于脾胃，为中央之土。四旁有病，必及中央，故热邪入胃腑，有燥屎，乃可下。

又：膀胱于左手候之，邪从足太阳膀胱经而入，故左脉盛。毛孔者，膀胱之门户也，是以仲景治法，脉浮为邪在太阳表，则汗之；脉沉弦为邪在太阳腑，则利之。胃与大肠于右手脉候之，故右关沉滑且盛，是热邪入于足阳明（大肠）胃腑，惟有下之以开后门而祛之为最易也。惟右脉浮弦且长者，是邪在阳明之表分也，宜用**葛根汤**以汗之，非可下之症也。若脉在中候滑数且长者，是热在阳明之气分也，宜用白虎汤以治之。必须右关脉沉实且滑者，方为应下之症也。

况左为心、包络、肝、胆、肾、膀胱、小肠，属血，血为阴。左脉盛即是阴盛，左脉虚即是阴虚。右为肺、膻中、脾、胃、命门、大肠，属气，气为阳。右手脉盛，即是阳盛，右手脉虚，即是阳虚。且汗为血液，左手脉虚，即是血液虚之，岂可汗之以劫尽其血液乎。胃为中土，万物所归，各经之热邪入里，无不归及于胃腑，胃腑实热，必右关脉滑盛，故下之以泻阳存阴。由此观之，以左右手脉之虚盛，而决汗下，岂非确切不移之至理乎。

霖数十年来，照此左右脉息，以定阴阳虚实而治病，竟丝毫不爽，且可深信不疑。盖阴阳必一胜一负。阴盛则阳必虚，阳盛则阴必虚。即《内经》所谓“阴胜则阳病，阳胜则阴病。阴平阳秘，精神乃治。阴阳离决，精气乃绝”之义。是以可汗之症，决不可下；可下之症，决不可汗。间有表证未罢，里证又急，只可用**大柴胡汤**以微泄其半表半里之邪。其胃实则气必实，故**大小承气**之用枳朴以破气。阴盛则气必虚，故古人之汗药中，皆用炙草、大枣、人参。此胜则彼负，彼胜则此负，此一定不易之理，显明昭著者也。乃医者往往见应下而误汗，应汗而误下，致变生不测者，此即《内经》所谓致邪失正，绝人长命，实大负轩岐之旨也，因此不揣冒昧，将一得之愚，贡诸于世，愿世之好学深思者，共进而切磋之。

辨气血虚实

人身左半身属于血分所主，右半身属于气分所主，古人已有明文昭示后人，而见一隅矣。唯人身之左右，只能分气血，而终不能知其气血之虚实。然欲知其气血之虚实，惟有于左右两手之脉息中求之，一隅亦可以三反也。左三部脉旺，则血旺，或由于血分受邪；虚则血虚，而血分无邪。右三部脉旺，则气盛，或由气分受邪；虚则气虚，而气分无邪。此亦一定不易之理，毫无疑义。然邪正虽有一定之认识，而治法则变化无穷。盖正固仅有气血两种，而邪则种类不一。惟在医者之悉心诊察，据脉辨证，以证实其病情，择其的当祛邪之药以治之，方能奏效。此即神而化之，在乎其人，非可泥于一定也，兹姑举其大略言之。

假使左脉浮弦有力，右脉浮大而散者，即气虚夹风证，宜用消风散（除藿朴加芪术）以治之。

又左浮紧有力，右浮大无力，或沉细且弱者，属气虚感寒，用**麻黄人参芍药汤**之类。

右脉洪数有力，左脉浮虚或细弱者，是肺胃火炎，将精血耗损之证也，宜用**白虎汤加生熟地**以治之。

又右脉滑实，左脉无力者，是食积证也，并有胃火之证亦如之，宜用**大承气汤加归芍**以治之。

两手脉俱浮洪数实者，是表里气血俱有风热之证也，宜用**防风通圣散**加减之。

两手脉俱虚弱者，是气血俱虚弱也，宜用**十全大补汤**以治之。

左脉平而右脉弱者，此气虚而血不虚也，宜用**四君子汤**以补气配血。

右脉平而左脉虚者，此血虚而气不虚也，宜用**四物汤**以补血配气。

此乃约略而言，至于四诊，亦须彻底相参，心领神会而用之，庶能应无穷之变也。霖之治病，每将左右手之脉息，定气血之虚实。再参以望闻问之见症，而用攻补兼施，或补气以配血，或补血以配气，或气血平补等法。即《内经》所谓“虚则补之，实则泻之，不实不虚，以经取之”之义。此为万稳万妥之治法，无不应手取效者也。盖百病无不由阴阳气血之偏胜而成，如能调其阴阳气血，则诸症不治自愈。此即所谓“不平则病，平则无病”也。设徒凭其外表之见症，而不据其脉息以为证，何能分别其气血之寒热虚实？若不知气血之寒热虚实而妄治之，何能免《内经》所谓“实实虚虚，以贻人夭殃”，《难经》所谓“泻不足而益有余，如此死者，医杀之也”之诫耶？藉左右手之脉息以辨气血邪正，固霖之创见，然治法亦深合《内经》。所谓“谨守病机，各司其属，有者求之，无者求之，盛者责之，虚者责之，必先五脏，疏其血气，令其条达，而致和平”之旨。数十年来，照此以治百病，无不应如桴鼓，实万稳万当、百试百验之妙法也。霖志在活人，不敢自私，爰书其心得如此。

平则无病，不平则病论（附图并说明）

治病之道，不外乎虚则补之、实则泻之，以协于平而已。盖人之有病，总属阴阳、气血、表里、虚实、邪正之偏胜。以阴盛则阳必虚，阳盛则阴必虚；气分受邪，则血必虚；血分受邪，则气必虚。邪正偏胜，即虚实太过而不平，不平则病矣。欲使其平，必须将有余者泻之，不足者补之，方可平而无病。犹权衡之称物，一有轻重，必轩轾而不平。亦独舟楫之载物，偏于左右，则畸侧而不平。必须将重者卸之，轻者加之，则权衡平而无偏倚之患。舟楫平，得免倾覆之虞。故善治病者，必须审明其阴阳、气血、表里之虚实。将虚者补之，实者泻之，以协于平，则病自愈矣。如其不然，则虚者尤虚，而实者尤实，是何异权衡之轩轾、舟楫之畸侧，而不卸重加轻，反卸轻加重，岂有不偏倚太过而立时倾覆者哉？时医不知此理，贻误何可胜言。且自古以来，但有其言，而无人得证明其一定之虚实，可以必使其平者。霖不揣鄙陋，既已辨明阴阳、气血之虚实于前，诚恐此理难明，故再援比权衡轻重之法，绘图以著明之。并将三部九候之脉，以有力、无力之简易法，而分其气血、阴阳、表里之虚实。泻其有余，而补其不足，以使其平，而病不治自愈矣。兹又略举用药之法，以示一隅。如得以此法而三反之，则无论何病，未有不愈者。此乃治病一定不易之理，亦百无一失之法也。惟欲证明阴阳、气血、表里之虚实，除脉之外，决无别法。如能精研脉理，按图索骥，并融会而变通之，则治病如反掌，决无望洋与叹之虞。

此左轻右重之权衡

此即阳盛阴虚，下之则愈、汗之则死之证

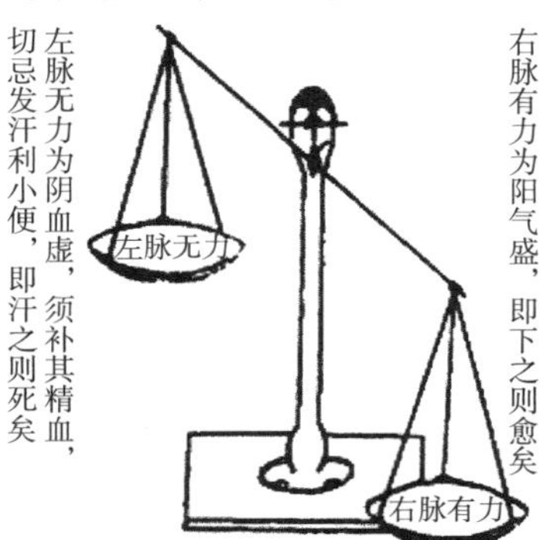

此左重右轻之权衡

此即阴盛阳虚，汗之则愈、下之则死之证

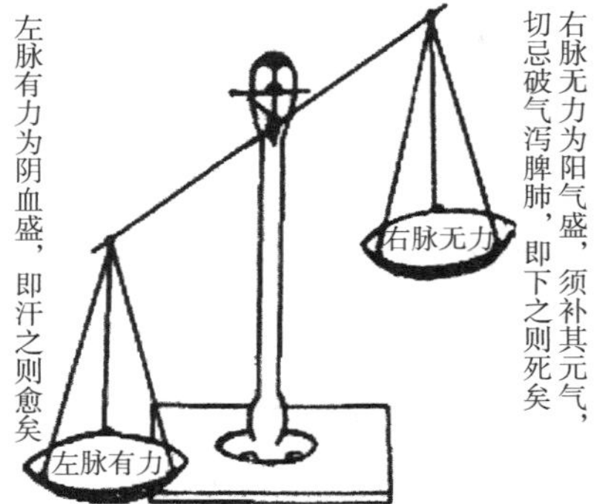

<table>
<tr><th colspan="3">左脉（阴血）</th><th colspan="3">右脉（阳气）</th></tr>
<tr><td rowspan="3">无力</td><td>寸虚</td><td>天王补心丹122
孔圣枕中丹
安神定志丸129</td><td rowspan="3">无力</td><td>寸虚</td><td>四君子汤
异功散99
黄芪建中汤66</td></tr>
<tr><td>关虚</td><td>四物汤148
地黄饮子87
左归丸</td><td>关虚</td><td>小建中汤130
大建中汤104
补中益气汤22
理中汤103</td></tr>
<tr><td>尺虚</td><td>六味地黄汤23
还少丹165
桂附八味丸24</td><td>尺虚</td><td>右归丸
二神丸105
桂附八味丸24</td></tr>
<tr><td rowspan="3">有力</td><td>寸实</td><td>浮：清咽太平丸16
中：一味泻心汤
沉：导赤各半汤121</td><td rowspan="3">有力</td><td>寸实</td><td>浮：如圣汤
中：泻白散17
沉：木香顺气汤</td></tr>
<tr><td>关实</td><td>浮：消风散29
中：小柴胡汤9
沉：龙胆泻肝汤10</td><td>关实</td><td>浮：升麻葛根汤12
中：白虎汤13
沉：大承气汤15</td></tr>
<tr><td>尺实</td><td>浮：麻黄附子细辛汤49
中：五苓散59
沉：河间桂苓甘露饮</td><td>尺实</td><td>浮：滋肾丸18
中：辽肾滋本丸170
沉：大承气汤15</td></tr>
<tr><td colspan="3">左脉（阴血）</td><td colspan="3">右脉（阳气）</td></tr>
</table>

注：方后数字为书后“应用诸方”之序号（原为汉字序号），下同。

权衡图说

此图之用药法，不过略示邪正虚实之补泻法、治病之规矩准绳而已。至于邪正虚实之辨别，虽可于脉之有力、无力证之。惟正虚易于认识，而邪则难于分别，良以邪之种类不一耳。且此图之用药法，仅据其热邪而论。尚有阴寒积滞等证，亦见有力之脉者，诚恐误会，故再续陈一二，藉冀一隅之三反也。

惟热邪脉必滑数且实，寒证脉必弦紧或迟缓：

若左浮弦且紧者，宜用**麻黄汤**类；右浮弦且紧者，**葛根汤**类。

迟缓或沉紧之脉见于左者，用**大顺散**类。见于右者，**四逆汤**类。

又有积滞之脉，必沉牢且实：

见于左者，用**伏梁丸**、**肥气丸**等类；见于右者，**息贲丸**、**痞气丸**等类。

更有痰饮水气之脉，必系沉弦：

见于左者，用**五苓散**类；见于右者，**控涎丹**类。

再有沉涩有力之脉：

见于左，属瘀血，用**抵当汤**类；见于右，属气滞，**木香顺气汤**类。

此系约略言之。至于审病酌宜，惟在医者神会而变通之，未可拘于一定也。更有时症应汗应利而误下，应下而误汗及利，亦属大逆，不得不再申辩之。

如左部所见之邪脉，浮弦或浮紧宜发表，沉弦宜利小便，中候弦宜和解。此即邪在水道之间，只有汗之、利之可去，决非下之而可去之者。以小肠、膀胱，皆在左手候之。汗之者，即其邪祛从膀胱之边门而出也；利之者，即驱其从膀胱之大门而出也。是以仲景治伤寒，脉浮缓用**桂枝汤**汗之，浮紧用**麻黄汤**汗之；脉沉弦系邪入于膀胱之腑，用**五苓散**利之；邪在半表半里之间，用**小柴胡汤**以和解之，概可见矣。

凡热邪传入于胃腑，右关脉现沉实且滑者，为可下之症。此乃邪在谷道之中，惟有下之可去，亦非利小便而可去之者。以胃与大肠之脉，在右手候之，下之必由胃与大肠而出也。

其右脉沉则不可利，然右脉浮亦可发表者何也？以肺主皮毛，脾胃主肌肉，邪在皮毛肌肉间，以借其毛孔而祛出之，因毛孔附于皮毛肌肉间，驱之亦易也。故右部脉见浮实则可发表，惟见沉滑且实者，可下而决不可利，利之反竭其津。

亦犹左部脉见沉弦且实，可利而决不可下，下之反损其胃。

若误治之，即谓诛伐无辜，则热邪不但不去，必变症丛生而难治矣。故治病必须有一定之认识，方不致误。

以上所述，系积数十年经验而得，且竟历历不爽，爰特表而出之。

论望问闻切

《内经》云:“上古使僦贷季理脉色而通神明。”又云:“善诊者，察色按脉，先别阴阳。”又云:“能合色脉，可以万全。”《难经》云:“诊其寸口，视其虚实，以知其病在何脏腑也。”又曰:“以外知之曰圣，以内知之曰神。”

由是观之，则医之对于脉色，至为切要，岂可舍此而能知外感内伤、五行六气之为病，与阴阳气血之偏胜、寒热虚实之不同哉。如不精察脉色，见其病而妄治之，未有不轻病致重，重病变危，草菅人命，谁之罪欤？

虽治病不可舍望闻问，惟有切脉最能切实病情。盖望问闻，只可知其标，而不能得其本。假如身热如烙、面赤唇焦、烦躁不宁、神昏不省之症，人皆知为热证也。谁知风寒外束，火郁于内，阴盛格阳，热入阳明，湿温、风温、重暍、劳倦、食积、阴虚等症，均有如是之现象。如其不知脉理，究作何证以治之？差之毫厘，谬以千里。岂但见外表之热证，而徒用寒凉之药，以为能事者哉？

或曰：望而知之为神，闻而知之为圣，问而知之为工，切而知之为巧。切为最可忽略之一诊，君何以切脉为重哉？予曰：前有人执此说以问仲景曰，上工望而知之，中工问而知之，下工脉而知之。仲景答以脉之沉迟与浮大，知病人发热身痛之愈否；又以脉之浮大与沉细，知病人腹痛之瘥否。则问者以脉为轻贱，而仲景答之以脉为重要，概可见矣。

况《内经》既云："理脉色而通神明。"又云："善诊者察色按脉，先别阴阳。"又云："能合色脉，可以万全。"《难经》一则曰："诊其寸口，视其虚实，以知其病在何脏腑。"再则曰："以外知之曰圣，以内知之曰神。"其云内外者，即脉色是也。由是观之，四诊之对于脉色，最为重要。然再以色与脉较之，则脉为更重。何以见之？

盖色之现于外者，不过察其部分，知五行之生克。视其明暗，知疾病之吉凶。至于各经之感受六气，以及七情内伤等症，并病之寒热、虚实、表里、气血，非求诸脉理，断难明晰。

如外感风寒，必左寸关之人迎脉浮紧；内伤饮食，必右寸关之气口脉紧盛。

暑脉必浮虚，湿脉必沉细，燥脉必细涩，火脉必滑数。

迟缓之脉属于寒，滑数之脉属于热。

虚证之脉微细且濡，或浮大而散；实证之脉，洪实且长。

浮脉主表，沉脉主里。

右三部脉，以验气分之病；左三部脉，以验血分之病。

且何脉见于何部，即知其病在于何脏何腑。

如其脉理精明，再望其五色，闻其声音，问其病源，则无论外感内伤一切之病，其病之在于何处，洞烛无遗。再择直走其经之药以疗治之，如探囊取物然。故经曰："善调尺者不待于寸，善调脉者不待于色。能参合而行之，可以为上工，上工十全九；行二者为中工，中工十全七；行一者为下工，下工十全六。"足见四诊之中，切脉为最重。如能精明脉理，再参以望问闻，方可谓出类拔萃、济世活人之良医。胡为乎医者将至显、至明、至切、至要之脉，弃之而不研究哉！

《内经》分配脏腑诊候图

经曰："尺内两旁，则季胁也。"尺外以候肾，尺里以候腹。中附上，左外以候肝，内以候膈。右外以候胃，内以候脾。上附上，右外以候肺，内以候胸中。左外以候心，内以候膻中。

观此《内经》分配脏腑诊候图，可知上候上、下候下为准确。至伪诀以大小肠列于寸上，谓心属丁火，小肠属丙火，肺属辛金，大肠属庚金，以为表里，殊属谬误。不知心肺居上，为最清洁者；大小肠居下，为最污浊者。岂有清浊上下不分，以居于至下者，而列于至上也！再者澄以男女易位而言，尤属荒诞。盖男女虽分阴阳，而脏腑所列之部位无异。岂有男女可以上下左右倒置而候之耶？又经谓内外者，即上下而言。因脉只有一条，内外何能分别？内外即作上下为近理。是以读书贵有主见，事理不外人情，幸勿被邪僻之说以误之也。

				左手	右手	
寸	上焦	天部	外 内	心 包络	肺 胸	上附上
关	中焦	人部	外 内	肝 膈	胃 脾	中附上
尺	下焦	地部	外 内	肾 膀胱、小肠	肾 大肠	季胁

脉法刍言

自古以来，医书之多，不知其数。大都只以外表之见证而言，不知外表之见证不可凭，多有似是而非之证。甚至有外表之见证，与内部之实在根源适得其反。惟有凭脉论症，不论其外表所见何证，照脉治之，绝无不应手者。

每见世俗之医，往往仅以望闻问治病，对于切脉，不过虚应古事而已。虽有学习脉理，只知浮沉迟数为已足。不知浮虽为表邪，如见浮濡、浮微、浮散、浮革、浮芤、浮虚等脉，补之尚恐不及，岂可从事泄表耶！沉则为里矣，不知寒邪深入于少阴，脉必沉紧。故仲景云："少阴病，始得之、反发热、脉沉者，麻黄附子细辛汤主之。"可谓里乎！至于湿热内阻，脉必沉迟，岂可温乎真元？亏极并亡阳证，脉必数大无根，即喻嘉言谓"愈虚则愈数"而可清乎？

故学脉必须先学二十八脉之形象。如能将二十八脉之形象辨别清楚，然后可知各种之兼脉。兼脉一明，则凡百病症之根源，莫能逃遁于指下矣。如此治病而不效者，未之有也。以其病有千变，脉终不变。病形虽同，而病情迥异。以何部之虚实，即知何脏腑之虚实。虚则补而实则泻，以协于平，而病不治自愈矣。即《内经》所谓"平则无病，不平则病"也。假使不知其脉，虚实何能分晰？虚实不明，而治病不遭覆辙者，我不信也。以其五脏各有胜负，寒热竟如冰炭，邪正即如仇敌。治疗一差，性命立休。亦即《内经》"毋虚虚，毋实实，而贻人夭殃。毋致邪，毋失正，绝人长命”之谓也。霖梦寐思求，对于脉理粗知一二，用敢略陈梗概，望世之高明者正之是幸。

辨脉形与主病

浮芤洪大革，皆浮候之阳脉，而形体相似也；濡虚散，乃浮候之阴脉，亦形体相似也。

紧实长滑数动促，形体亦相似，皆阳脉也；沉伏牢弱，阴脉之形体相似也。

细微与短，结代与涩，迟与缓，形象亦均相似，皆阴脉也。

脉相似而实异，又主病不同，不可不辨。粗心按之，似难分晰；细心察之，条分缕析。

浮脉举之有余，按之不足，主表分之脉。如有别脉相兼，则主病各异。李士材《脉诀》云：“浮脉主表，腑病所居，有力为风，无力虚寒。浮迟表冷，浮数风热，浮紧风寒，浮缓风湿，浮虚伤暑，浮芤失血，浮洪虚火，浮微劳极，浮濡阴虚，浮散虚剧，浮弦痰饮，浮滑痰食。”

芤脉浮大而革，按之中央空，两边实，主失血之候。

洪脉指下极大，来盛去衰，主阴虚火旺之候。

大脉浮洪而散，按之无力，主阴虚之候。

革脉弦大而芤，如按鼓皮，主精血耗损之候。

濡脉浮软无力，主水火两亏之候。

虚脉浮大而空，主气血不足之候。

散脉散漫不聚，主卫阳散失之候。

沉脉沉在筋骨间，主在里之病，视兼何脉，即主何病。李士材《脉诀》云："沉脉主里，为寒为积。沉实积滞，沉弱气郁，沉迟虚寒，沉数热伏，沉紧冷痛，沉缓水蓄，沉牢痼冷，沉实热极，沉微阴寒，沉细痹湿，沉弦饮痛，沉滑宿食，沉伏吐利，阴毒积聚。"

伏脉重按至骨始见，主阴寒凝结之候。

牢脉沉而坚硬，主阴有余而阳不足之候。

弱脉细软无力，主气血两亏之候。

弦脉端直如弦，主水饮，又主肝木太旺之候。

紧脉弦而有力，绷紧之象，主积寒之候。

实脉浮中沉皆有力，主实邪盛极之候。

长脉过于本位，主阳气有余之候。

滑脉往来流利，主痰食内积之候，实火之证亦有之。

数脉一息过于四至，为阳热之候。

动脉厥厥动摇，为阴阳不接续之候。

促脉数时一止，为热极之候。若见短促，为真阴虚极之证，切忌寒凉。

迟脉一息不满四至，主阴寒之候。

缓脉不急不徐，为夹湿之候，又为胃气之脉。

细脉细直如丝，主气血亏损之候。

微脉极微且软，主虚极且寒之候。

短脉不及本位，主气虚之候。

结脉缓时一止，主阴寒凝结之候。

代脉动而中止，亦主气血不接续之候。

数脉本属于热，然元气虚极，阳气将亡，往往亦见浮数且散或细数无根之脉，此皆虚寒之极，亟当温补，切忌寒凉。

迟脉本属于寒，然阳气被外邪遏抑于内，或湿热内伏，亦见弦缓、沉缓之脉，宜清泄不可温热。

此皆脉之变者也，切脉者宜融会贯通以细参之。至于切脉，必先审其六部之本脉（如心脉之洪大而散，肺脉之浮涩而短，肝脉之弦细而长，肾脉之沉石而濡，脾脉之和缓且软，皆本脉也。又春微弦，夏微洪，秋微毛，冬微石，乃四时之本脉也），本脉不见，即是病脉。病脉之形，不外乎此二十八脉也。病脉见于何部，即病之在于何经。虽病情之变化百端，亦不能眩惑于心目也，为医者亟当细心参透之，庶可为人司命焉（此约略言之，至于详细学习，须读王叔和《脉经》，并李时珍《濒湖脉学》，以及李士材《四言脉诀》等为要）。

左右两手脉候用药补泻法

	左手[阴血]	右手[阳气]
寸脉	心 包络	肺 膻中
关脉	肝胆 膈	脾 胃
尺脉	肾 膀胱、小肠	命门 大肠

左寸属心，内候心包；左关外候肝，内候胆；左尺外候肾，内候小肠、膀胱。

右寸外候肺，内候膻中；右关外候胃，内候脾；右尺外候命门，内候大肠（外者上也，内者下也）。

左三部之心肝肾属血，为阴；右三部肺脾命门属气，为阳。

如左三部脉见濡微涩小，或散大芤革之象，是阴血亏损之候，宜用**四物汤**，参入**六味地黄汤**或**附桂八味汤**之类。虽有形寒发热似外感，切不可用表散药，以重竭其阴血。以汗乃人身之血液，发表以重竭其阴血。即内难两经谓之虚损不足之祸，亦即“阳盛阴虚，汗之则死”之候也。

如右三部脉见微细虚浮濡弱散大或结代短促之象，是元气亏损之候，宜用**四君子汤**，参入**黄芪建中汤**，或

炙甘草汤、附子理中汤等类，以补其气。虽有胸满痞硬、大便秘结、饮食不进等症，切不可用攻利破气泻脾肺之药，以重耗其元气。若气虚而再用泻脾肺以破其气，是将元气消伐尽净，亦即内难两经所谓虚损不足之祸。如见此阴脉而误用攻下，亦即“阴盛阳虚，下之则死”之候也。

如左右均见阴脉，或浮大且散，是阴阳气血俱虚，须用**十全大补汤**，或**人参养荣汤、十四味建中汤**之类，切勿杂入攻伐之品，以重损其气血。即《内经》所谓“阴阳形气俱不足者，调之以甘药”，亦即“十补弗一泻之”之义。

如左寸关浮弦、右三部虚弱者，是外感风邪、正气虚弱、不能抵御外邪所致之候也。《内经》所谓：“邪之所凑，其气必虚。”宜用**补中益气汤加荆芥防风**，甚则**加羌活**，或用**消风散去藿朴加芪术芍**等。

如两手脉均见浮弦者，是风寒两邪伤及营卫之候也，宜用**小青龙汤**。

如左脉浮紧，右脉虚浮者，是肺气不足、寒邪伤营之候也，宜用**麻黄汤加参芪**以助正撤邪而不损肺金，或用**麻黄人参芍药汤**。

如左右两手均见浮紧脉，只须用**麻黄汤**而不用参芪。

如两手脉均见浮缓者，是风邪伤卫之候也，宜用**桂**

枝汤。

如左手见沉弦脉，是水湿内伏于阴分之症也，宜用**五苓散**等。

如右手脉沉弦者，乃水饮内伏于肠胃之症也，宜用**十枣汤**，或**控涎丹**。

如两手俱沉弦者，是水饮伏于三焦之症也，宜用**五苓散**煎汤吞**控涎丹**。

如左尺脉洪数有力者，肾火与小肠火也，**滋肾丸**或**导赤散**主之。

右寸脉浮洪者，肺火也，**泻白散加桔梗、枯芩**主之。

右关脉浮洪有力者，是脾胃火之在气分也，轻则**泻黄散**，重则**白虎汤**；若沉实且滑动者是脾胃之火在血分也，轻则**调胃承气汤**，重则**大、小承气汤**；如有食积症，亦见右关沉实且滑，轻则**保和丸加芒硝、鸡内金**，重则**大承气汤**。

右尺脉洪数且滑实，是命门火太旺，水不济火也，宜用疗肾滋本丸；若沉实滑数，是大肠火盛也，宜用**大承气汤**。

如脉上部盛而下部虚，或浮濡无根者，是肾虚而虚火上炎之症也，宜用**六味地黄汤**，加**牛膝、磁石、连翘、薄荷**，清上而降下之；下部实而上部虚，是气虚下陷之症也，宜用**补中益气汤**以升之。

总之，脉实证亦实，脉虚证亦虚。

见阳脉者是阳证，见阴脉者是阴证。惟阳脉无力而无沉候者，为虚寒证。阴脉而见沉实者，为积滞症。见于左，是血分中之积；见于右，是气分及脾胃之积。

见于何部，即何部受病。触类旁通，神而明之，在乎其人，举一隅可以三隅反，则用之无不当，而神且化矣。

脉之部位相生相克

	左手[阴血]	右手[阳手]
寸脉	心（火） 包络	肺（金） 膻中
关脉	肝胆（木） 膈	脾 胃（土）
尺脉	肾（水） 膀胱、小肠	命门（火） 大肠

左尺肾水，生左关肝木；左关肝木，生左寸心火，并右尺命门火；右尺命门火，生右关脾土；右关脾土，生右寸肺金；右寸肺金，生左尺肾水。循环无端，毫不间断，故谓之相生也。五脏相生，则五脏平和而生生不息，故无病而寿。五脏不相生，则生机绝灭而疾病丛

生矣。

治之之法，惟有补其下元之水火，如附桂八味丸之类。以肾为先天之本、立命之源，即《难经》所谓：“尺犹不绝，何忧殒灭。根本犹无害，枝叶将自生。”即见此相生之脉，皆自下而上，可不信乎！

左尺肾水，克制右尺命门火；右尺命门火及左寸心火，克制右寸肺金；右寸肺金，克制左关肝木；左关肝木，克制右关脾土；右关脾土，克制左尺肾水。其克制者，恐其亢甚也，亢则害矣。假使火无水制，则燎原莫遏矣；木无金制，则横逆无道矣；金无火制，则肃杀太过矣；土无木制，则顽固而无生化矣；水无土制，则泛滥而无归宿矣。《内经》云：“相火之下，水气承之。水位之下，土气承之。风位之下，金气承之。金位之下，火气承之。君火之下，阴精承之。”帝曰：“何也？”岐伯曰：“亢则害，承乃制。制生则化，外列盛衰。害则败乱，生化大病。”亦即《内经》“高者抑之，下者举之，强者折之，弱者济之”之义，亦使其五脏更相平而不病矣。

由是观之，则脉之不相生为病，病由所生者之不足，宜补其母。脉之不相制而为病，病由制胜者之不足，不能胜其所胜也，宜补其制胜者之母，而微泻其有余。假如肝之有余，即是肺之不足。治法必须补其脾，而泻其肝，即仲景所谓治肝补脾之法也。何以不补其肺而补其脾？盖脾为肺母，虚则补其母之义也。况木盛必克土，补土既可生金，又可自强而御侮，一举而两得之，此即上工治未病也。余脏类推。

附：李士材《四言脉诀》

《四言脉诀》，始于崔紫虚所撰，后李士材略为增减，方称尽善。兹因便利初学诵习起见，爰特附此，亦足为脉学之一助耳。

脉为血脉，百骸贯通。大会之地，寸口朝宗。诊人之脉，令仰其掌，掌后高骨，是名关上。关前为阳，关后为阴。阳寸阴尺，先后推寻。

胞络与心，左寸之应。惟胆与肝，左关所认。膀胱及肾，左尺为定。胸中及肺，右寸昭彰。胃与脾脉，属在右关。大肠并肾，右尺班班。

男子之脉，左大为顺；女子之脉，右大为顺。男尺恒虚，女尺恒盛。关前一分，人命之主。左为人迎，右为气口。神门属肾，两在关后。人无二脉，必死不救。

脉有七诊，曰浮中沉，上下左右，七法推寻。又有九候，即浮中沉，三部各三，合而为名。每候五十，方合于经。

五脏不同，各有本脉。左寸之心，浮大而散。右寸之肺，浮涩而短。肝在左关，沉而弦长。肾在左尺，沉石而濡。右关属脾，脉象和缓。右尺相火，与心同断。若夫时令，亦有平脉。春弦夏洪，秋毛冬石。四季之末，和缓不忒。太过实强，病生于外。不及虚微，病生于内。四时百病，胃气为本。

凡诊病脉，平旦为准。虚静凝神，调息细审。一呼一吸，合为一息。脉来四至，和平之则。五至无疴，闰以太息。三至为迟，迟则为冷。六至为数，数即热证。转迟转冷，转数转热。迟数即明，浮沉须别。

浮沉迟数，辨内外因。外因于天，内因于人，天有阴阳，风雨晦明；人喜怒忧，思悲恐惊。浮表沉里，迟寒数热。浮数表热，沉数里热。浮迟表寒，沉迟里寒。

浮脉法天，轻手可得，泛泛在上，如水漂木。有力洪大，来盛去悠。无力虚大，迟而且柔。虚极则散，涣漫不收。有边无中，其名曰芤。浮小为濡，绵浮水面。濡甚则微，不任寻按。更有革脉，芤弦合看。

沉脉法地，如石投水。沉极为伏，推筋着骨。有力为牢，大而弦长。牢甚则实，愊愊而强。无力为弱，柔小如绵。细直而软，如蛛丝然。迟脉属阴，一息三至。缓脉和匀，春柳相似。迟细为涩，往来极滞。结则来缓，止而复来。代亦来缓，止数不乖。

数脉属阳，一息六至。往来流利，滑脉可识。有力为紧，切绳相似。数时一止，其名为促。数时豆粒，动脉无惑。

别有三脉，短长与弦。不及本位，短脉可原。过于本位，长脉绵绵。长而端直，状类弓弦。

一脉一形，各有主病。脉有相兼，还须细订。

浮脉主表，腑病所居。有力为风，无力血虚。浮迟表冷，浮数风热，浮紧风寒，浮缓风湿，浮虚伤暑，浮芤失血，浮洪虚火，浮微劳极，浮濡阴虚，浮散虚剧，浮弦痰饮，浮滑痰热。

沉脉主里，为寒为积。有力痰食，无力气郁。沉迟虚寒，沉数热伏，沉紧冷痛，沉缓水蓄，沉牢痼冷，沉实热极，沉弱阴亏，沉细虚湿，沉弦饮痛，沉滑食滞，沉伏吐利，阴毒积聚。

迟脉主脏，阴冷相干，有力为痛，无力虚寒。

数脉主腑，主吐主狂，有力实热，无力虚疮。

滑司痰饮，右关主食，尺为蓄血，寸必吐逆。

涩脉少血，亦主寒湿，反胃结肠，自汗可测。

弦脉主饮，木侮脾经；阳弦头痛，阴弦腹疼。

长则气治，短则气病；细则气衰，大则病进。

浮长风痫，沉短痞塞；洪为阴伤，紧主寒痛。

缓大风虚，缓细湿痹；缓涩血伤，缓滑湿痰。

涩小阴虚，弱小阳竭；阳微恶寒，阴微发热。

阳动汗出，为痛为惊；阴动则热，崩中失血。

虚寒相搏，其名为革，男子失精，女子漏血。

阳盛则促，肺痈热毒；阴盛则结，疝瘕积郁。

代则气衰，或泄脓血，伤寒霍乱，跌打闷绝，疮疽痛甚，女胎三月。

脉之主病，有宜不宜；阴阳顺逆，吉凶可推。

中风之脉，却喜浮迟；坚大急疾，其凶可知。

伤寒热病，脉喜浮洪，沉微涩小，证反必凶。汗后脉静，身凉则安；汗后脉躁，热甚必难。

阳证见阴，命必危殆；阴证见阳，虽困无害。

劳倦内伤，脾脉虚弱，汗出脉躁，死证可察。

疟脉自弦，弦数者热，弦迟者寒，代散则绝。泄泻下痢，沉小滑弱；实大浮数，发热则恶。

呕吐反胃，浮滑者昌；弦数紧涩，结肠者亡。霍乱之候，脉代勿讶；厥逆迟微，是则可嗟。

嗽脉多浮，浮濡易治；沉伏而紧，死期将至。

喘息抬肩，浮滑是顺；沉涩肢寒，均为逆证。

火热之症，洪数为宜；微弱无神，根本脱离。

骨蒸发热，脉数为虚；热而涩小，必殒其躯。劳极诸虚，浮软微弱。土败双弦，火炎则数。

失血诸证，脉必现芤；缓小可喜，数大堪忧。

蓄血在中，牢大却宜；沉涩而微，速愈者稀。

三消之脉，数大者生；细微短涩，应手堪惊。

小便淋闭，鼻色必黄；实大可疗，涩小知亡。

癫乃重阴，狂乃重阳；浮洪吉象，沉急凶殃。

痫宜虚缓，沉小急实；或但弦急，必死不失。

心腹之痛，其类有九；细迟速愈，浮大延久。

疝属肝病，脉必弦急；牢急者生，弱急者死。

黄疸湿热，洪数偏宜；不妨浮大，微涩难医。

胀满之脉，浮大洪实；细而沉微，岐黄无术。

五脏为积，六腑为聚；实强可生，沉细难愈。

中恶腹胀，紧细乃生；浮大为何，邪气已深。

鬼祟之脉，左右不齐；乍大乍小，乍数乍迟。

痈疽未溃，脉宜洪大；及其已溃，洪大始戒。

肺痈已成，寸数而实；肺痿之形，数而无力。肺痈色白，脉宜短涩；浮大相逢，气损血失。

肠痈实热，滑数可必；沉细无根，其死可测。

妇人有子，阴搏阳别，少阴动甚，其胎已结；滑疾不散，胎必三月；但疾不散，五月可别；左疾为男，右疾为女；女腹如箕，男腹如釜。

欲产之脉，散而离经；新产之脉，小缓为应；实大弦牢，其凶可知。

奇经八脉，不可不察。直上直下，尺寸俱牢。中央坚实，冲脉昭昭。胸中有寒，逆气里急。疝气攻心，支满溺失。直上直下，尺寸俱浮。中央浮起，督脉可求。腰背僵痛，风痫为忧。

寸口丸丸，紧细实长，男疝女瘕，任脉可详。

左寸右弹，阳跻可决；左尺右弹，阴跻可别；

左关右弹，带脉之诀。

尺外斜上，至寸阴维；尺内斜上，至寸阳维。

脉有反关，动在背后；别由列缺，不干证候。

经脉病脉，业已昭详；将绝之形，更当度量。

心绝之脉，如操带钩，转豆躁疾，一日可忧。

肝绝之脉，循刀责耳，新张弓弦，死在八日。

脾绝雀啄，又同屋漏，一似水流，还如杯覆。

肺绝为何，如风吹毛，毛羽中肤，三日而号。

肾绝伊何，发如夺索，辟辟弹石，四日而作。

命脉将绝，鱼翔虾游，至如涌泉，莫可挽留。

验　舌

察舌一法，考古之医书未有详载。然在四诊中，亦属望之一途，殊不可少。至元敖氏，始以十二舌作图验证，杜清碧增以二十四舌。后申斗垣辑观舌心法，推广至一百三十七舌。后长洲张诞先删其重复，定为一百二十舌，作《伤寒舌鉴》，出奇立异，令人目眩。后王琦删为三十六舌，多数已属怪诞。至于论证，无论何舌，均属热邪温毒，只须攻泻，舌虽异而治则同。并此三十六舌，亦属多事。不如霖将实验所得，以黑、白、黄、赤之鲜、枯、燥、润，而定表、里、寒、热、虚、实之殊，简而易明，切而不浮，可以为法也。

一、舌胖而白润者，是寒湿也，用**胃苓汤**（四十一）。[整理者按：括号内的数字，为本书后所附“应用诸方”的顺序号]

二、舌胖而红润者，是湿热也，用**六一散**（三）加黄柏、知母。尺脉虚者，加制首乌、茯苓。

舌无津液，是燥证，但有寒热虚实之不同。

三、寒证，舌如常而无津液者，是脾不化津，或多服香燥药而致者，宜用**炙甘草汤**（七）。

四、热证，舌绛乏津者，是燥热内伏，而津液受损也，用**甘露饮**（八十三），加元参、知母。

五、虚证，舌淡红而光滑乏津者，是金水两亏，而下泉告竭之证也，用**三才汤**（一百七十九）。

六、实证，舌黄乏津，是胃火内燃、烁干津液之证也，用**调胃承气汤**（十四），加生地、麦冬。

七、舌深黄有芒刺而枯萎者，乃胃火旺极、肾水枯涸之证，已属不治之证也，用**调胃承气汤**（十四），重加鲜石斛、麦冬、生地、元参，亦可救十中之五六。

八、舌苔黄罩黑而干枯者，亦胃火旺极，火极似水，为极危之证也，亦用**调胃承气汤**（十四），重加鲜石斛、生地、元参、麦冬、知母，亦有生望者。

九、舌苔黑而润泽者，乃北方寒水之色也，宜用**理中汤**（一〇三）。

十、舌罩白苔而润泽者，是风邪在表之候也，宜用**消风散**（二十九）加姜半夏。

十一、舌苔白如粉而润泽者，是寒证也，用**四逆汤**（三十二）。

十二、舌苔白如粉而枯萎者，是金水两亏之证也，用**附桂八味汤**（二十四）。

十三、舌质紫色而润者，乃寒证也，用**附子理中汤**（三十三）。

十四、舌尖绛而生刺者，是水虚火旺也，用**元麦地黄汤**（一百四十六）。

十五、舌尖绛如镜者，是胃火灼干肾水也，用**元麦地黄汤**（一百四十六），加石斛、生地、元明粉。

十六、舌裂出血者，燥火证也，用**玉女煎**（一百八十），加生地、元明粉。

察舌一法，不过视其燥润，知津液之盈亏而已。至于寒、热、虚、实、表、里、阴、阳、气、血，必须精察脉理方悉，不可但凭其舌以治之也。

外感内伤辨并治法

风、寒、暑、湿、燥、火，谓之外感；劳倦伤、饮食伤、阴虚、七情、六郁、五劳、七伤、六极，俱谓之内伤。

外感有头痛、寒凛、发热，内伤亦有头痛、寒凛、发热。粗工不知内伤亦有恶寒、发热、头痛之证，概用表药，误人性命，不得不为之辨。

外感之恶寒、发热、头痛者，由于外邪阻于营卫之间，营卫不得两相和谐也；内伤之亦有恶寒、发热、头痛者，因肺气大虚，营卫不得和养皮毛也。

然同是恶寒、发热、头痛，大有分别。李东垣云：外感之恶寒、头痛、发热，突然而起，同时并作，身觉寒而皮如烙，头痛如破，毫无间断；内伤则虽有恶寒，恶寒一阵，即身热不寒，其热非皮肤间之热，乃肌肉间之热，以手扪之便晓。此言劳倦发热之证（若阴盛格阳证，则外皮亦如烙）。

且外感之寒，虽近烈火不除；内伤之寒，得就温热即解。

外感则手背热，内伤则手心热。

外感头痛，其痛如破无休；内伤头痛，必时作时止。

外感则口知味而不欲食，内伤则口不知味而不欲食。

外感则出言壮厉而身轻，内伤则出言怠惰而身重。

此属外表之见症，未可以谓确切不移者也，尤须验之脉理，更觉显然。

风脉则左手浮缓，右手较虚，身必寒凛恶风而有汗，宜用**桂枝汤**。或有左脉浮弦，右脉见浮虚者，宜用**消风散**（除藿朴加芪术）。

寒脉则浮紧，身痛，恶寒而无汗，重者用**麻黄汤**，轻者**九味羌活汤**（除生地、黄芩）。若左脉浮紧，而右脉虚浮者，宜用**麻黄人参芍药汤**。

又有伤风兼寒，脉紧、烦躁、无汗者，用**大青龙汤**。

此属伤寒证，在太阳表证之三大纲，一经误治则变症百出。仲景虽用三百九十七法、一百一十三方，亦不能尽其变。其他各法不赘，请阅《伤寒论》。

暑证之脉则浮虚，外现身倦、短气、头眩、面垢，宜用**清暑益气汤**、**十味香薷饮**，甚则用**大顺散**。

湿脉沉细且涩，外现身重、足酸，或骨节痛。脉若带浮者，是风寒湿之在表也，宜用**桂枝附子汤**；尺脉沉细带弦，口渴、小便不利者，是在里也，宜用**五苓散**；若湿热在上中二焦者，右寸关脉必沉弦带数，见症或口渴引饮，宜用**苍术白虎汤**；在中下二焦者，左关尺脉必沉细带弦，见症或小便赤涩，宜用**四苓散**、**六一散**，或**大橘皮汤**等。

燥证之脉，则细涩无神，外现皮肤枯槁，口舌乏津，宜用**滋燥养荣汤**、**润燥生津饮**、**三才膏**等；若有胃火劫津而燥者，用**清燥救肺汤**、**泻黄散并调胃承气**

汤等。

火证之种类不一，治法各殊，难于细述，兹姑约略言之。如脉浮洪者，身热，而口不渴，其火在表也，用**升阳散火汤**；如右寸关脉洪滑且长者，或口渴，烦躁，鼻干，不得眠，是火在脾胃之气分也，宜用白虎汤；左寸关脉洪数有力，懊侬且烦，而厄厄欲呕，或目赤、吞酸者，是其火在心肝之血分也，宜用**泻青丸**。**加川连、石决、钩藤**以治之；如两寸关脉俱洪滑且实，胸满身热，或作谵语者，是火在上中二焦之气血中也，宜用**凉膈散**；如右关脉滑数沉实者，腹满、小便利，或作谵语者，是胃火旺盛在血分也，宜以**三承气汤**选择用之；若尺脉沉实且数，小便不利者，宜用**河间桂苓甘露饮**、**滋肾丸**等；如左右手脉均现浮洪数实者，是表里气血俱有火也，宜用**防风通圣散**，或**大柴胡汤**等。至于各经表里之火，难于细述，惟在医者之据脉辨证，善用之耳。

至若四时温病，《难经》俱名谓伤寒。仲景云："太阳病，发热而渴，不恶寒者，谓温病。"其病之发，不脱太阳一经。故见脉浮而自汗出者，仲景仍用**桂枝汤**以解之。若脉浮虚而用辛凉解表，必致亡阳，惟有桂枝汤解肌为最稳。喻嘉言谓此汤不但为太阳经中风之表药，即少阴经之宜汗者亦取用之，因不藏精之温病，属在少阴，不得不用桂枝以温解之。以少阴本阴标寒，邪入其界，非温不散也。惟温病之用桂枝汤，须加生地之养阴清热，功效历历可纪。霖治温病之脉浮，如有内热、口渴等证，亦用桂枝汤加生地、青蒿，无不应验者。如有各经之见症，亦照法治之。故仲景不另立温证之治法。其不另立温证治法者，以一切治法皆在其内也，显然可见矣。或有用其方而不效者，均由辨证不明而妄用之故也。后人出奇立异，专讲温热，大失仲景之法，炫惑世人，为害何可胜言！霖据脉辨证，无论何时，用仲景汗下和温诸法以治温热病，无不药到病除。后人立说制方，欲脱此范围、另树一帜者，多见其不知量也。要知欲精治四时之温热证，非熟读仲景《伤寒论》以及精明脉理不可。

至于内伤证，亦有寒凛、发热、头痛，与外感无异，尤须辨明。如其误治，祸不旋踵。总之无论外感、内伤，脉有力、有神可胜攻，无力、无神必须补。

如劳倦伤，脉必沉弱或浮散，右部尤甚。外现体倦、发热、不欲食，或口渴、小便赤、大便硬，须用补**中益气汤**治之。

食积伤，脉必右关滑盛，左三部虚弱。外现胸满、吞酸，或吐泻，宜用**保和丸**，加全瓜蒌、炙鸡金、焦槟榔、元明粉等治之。以所伤何物，即以何药为君。（如谷食神曲、麦芽，面食半夏、莱菔子，肉食楂肉、芜荑，甚则吞硇砂四五分。）

如右关弦滑且缓者，是伤寒积之症也。照前方除元明粉，加煨肉果、煨益智、炒黑丑等，甚则吞巴豆霜六七厘。

又有阴虚发热，至夜间尤甚，脉必浮濡或沉微。朱丹溪用四物汤加黄柏、知母，后人用之多不效，因其川芎之辛散、黄柏知母之苦寒，以辛散伤阴、苦从火化，伤生发之气耳。不若用**六味地黄汤、左归丸**等之为愈。

再有阴盛格阳之症，内极寒而外极热，身热如烙，面赤唇焦，或烦躁不宁，脉浮散且数，或数大无根，或沉细且微，亟用**十四味建中汤**加炮姜以治之。若用寒凉，沾唇即毙。

又有真水大亏，阴不恋阳，真阳上冒，亦现身热、面赤、烦躁、口渴等症。脉必浮濡短促，或虚微，左三部尤甚，宜用**附桂八味汤**，或**右归丸**加附子以治之。若用寒凉，必死无疑。

更有七情六郁之病，其由来也渐，非若劳倦伤、饮食伤之如外感而发之骤也。至于五劳、七伤、六极，姑置不论，兹将七情六郁之证以申论之。夫六郁尚属有余症，只须审明其何郁，用专治其郁之药以治之，亦非难治之症。

如气郁，右寸脉必沉弦且涩，宜用**木香顺气汤**之类。

血郁左寸关脉必弦涩，宜用**代抵汤**之类。

痰郁脉必弦滑，宜用**导痰汤**之类。

脉洪数者，是火郁，如**栀豉汤**之类。

脉沉细带弦者，是湿郁，如**胃苓汤**之类。

右关脉沉滑者，是食郁，如**保和汤**之类。

惟七情之症，古人虽有**四磨汤、五磨饮、四七汤、七气汤、越鞠丸、逍遥散**等，然除**逍遥散**外，大都为破气偏驳之药，非脉之有力者，不能单独用之。须视患者究属何情，然后择一二味精专之药，加入补气血药内，方为有效。然尤须审察其脉证之阴阳、气血、虚实之在于何经，或补阴以配阳，或补阳以配阴，或补肺脾之气，或补心肝肾之血，或气血并补。如有火，宜审明其火在于何经，以专走其经之甘凉药，加入补药中以清之；如有阴寒，亦宜审察其寒在何经，以专走其经之温药，加入补药中以温之。惟温凉两药，中病即已，不可过剂，过剂则伤矣。虽然情志之病，除药饵外，尚须怡情养性，清心寡欲，忘形于世外，放心而不求。否则虽有精专之药，亦无益也。

上述各症，大都有寒凛、发热之现象。惟实热证极少，而虚热证极多。若不究其病源，而概用凉表，决非治病之法。即进而知外感、内伤，或更进而兼知外感中之何气、内伤中之何伤，亦属皮毛而已。何则？盖六淫之邪多传变，必须究其邪之在于何经之表分、里分、气分、血分，然后以绝对之药，直达其病之所在以治之，无不霍然而愈者。假使在表者治其里，必致引邪入里。在里者治其表，是谓攻伐无辜，而徒伤其真元，必病势加重。在气在血亦然。内伤尤须辨明伤及何脏何腑之或气或血、或虚或实、或寒或热。亦以绝对之药，使直入其病之所在以治之，亦无不愈者。虽然，证岂易辨哉，病岂易治哉！欲知其病之根源，非精明脉理，再参以望闻问之见症不可。

霖对于内伤证之发热，大都用甘温药，固不必言。即外感发热，多服凉表药之坏症，元气虚极，见脉之虚大无根，或浮散、浮濡、浮芤、浮革、并数大无伦之无力者，或沉细、沉弱、沉微、并脉不至者，无论何症，每用大剂甘温药投之，无不立即解肌而热退，屡用屡验，百不失一。此即经所谓凡感受一切不正之气，勇者气行则散，怯者着而成病。霖所用甘温药者，即助怯者亦得以气行则散也。亦即薛立斋所谓今人体质薄弱，宜多用温补，少用凉泻。凡气血两亏，不论何症，用**人参养荣汤**治之，诸恙悉退。又李东垣谓参芪甘草是泻火之圣药，亦即甘温治大热之义也。数十年来，用甘温药而治愈此大热证者，不下数千人。况此证在夏秋之间为尤多，岂可以夏间均为热病，而恣用寒凉攻伐以误人性命乎。如谓霖故作妄言以欺人，甘受粉身碎骨，永入无间地狱之罪。

总之，外感作内伤治则可，内伤作外感治，必死无疑。不观夫李东垣、朱丹溪之治外感，都用**补中益气汤**，加发散药。《医贯》亦以祛邪药加入**补中益气汤**内，以治风寒暑湿之外感症，且谓用之无有不效，为万世无疆之利。又李士材亦谓虚体感邪，须用**补中益气汤**治之。可见古贤深明《内经》“欲泄其邪，必须先补其虚”之旨。盖治病犹治国，安内可以攘外，为亘古不易之理。喻嘉言亦深明此理，谓虚体感邪，祛邪药中若不用人参领出其邪，以固其卫，邪必出而复入，转辗反复，必致不救。又云邪之入内，犹盗贼进门。若非人参之大力，助主人以斗，则主人必遭其害。是古贤之垂教后人，必须用大补以助正祛邪，至明至确，可谓谆谆告诫，不惮舌敝唇焦矣。无如时医仅习吴又可、王孟英辈之皮毛，一见发热，并不察其症情，无论何时何症，俱作温邪，恣用寒凉攻伐之药，至再至三，至死不变，可谓执迷不悟之至矣。即非内伤而确系温邪，亦决无如是之治法。要知《内经》云：“冬不藏精，春必病温。”温症都由不藏精而起，实较内伤不足症为尤甚。此乃水不涵木，而肝木无生发之气以自焚也。即亟补真水以灌溉其根而制其虚火尚恐不及，岂可从事攻伐以重虚其虚哉？故赵养葵每用大剂**六味地黄汤**治温热证。又喻嘉言谓：冬不藏精，而感受寒邪之温病，见身热、脉沉紧、身重、嗜卧、倦语等症，即知为风温。必须用**麻黄附子细辛汤**，以温经散邪，则重者轻，而轻者即愈矣，否则十不活一。此皆探本求源，善治温热者矣。今乃反谓温证大忌温与补，虽若和缓百药并保养胃气必要如甘草者亦所大禁，卒至一唱百和，铸成大错，屡误人命而不知悔悟。竟将古圣贤绝妙之治法，弃如敝屣而不顾，一若非将病人之元气消削净尽，一息不存而不已。噫！医道之愈传愈失，不堪问也，有如是夫！谚云：物腐而后虫生，无怪乎西法之喧宾夺主也。欲保轩岐之道而不堕者，戛戛乎其难哉！

论外感风寒不可泻肺

肺主皮毛，为五脏之华盖，司卫外之职，各脏腑赖之以安居于内，各司其职也。如果肺不虚，则皮毛固密，卫外坚强，外邪焉能侵犯？其外邪得来侵犯者，必肺虚而皮毛亦虚，卫外不固，易欺其怯弱也。

假使初感风寒，必鼻塞、流涕、咳嗽，人皆以为邪入于肺，必用苏叶、牛蒡、前胡、桔梗、杏仁、川贝、橘红、枳壳之属，以为泻肺祛痰之要药。不知风寒初犯于肺，其邪尚围困肺外，而决未入于毛孔也。何以知之？

凡属风寒皆从毛孔入之。毛孔者，膀胱之门户也，附属于皮毛而已，为外邪出入必经之地。若非肺之卫外疏失，外邪焉得而入哉！当夫外邪之初犯也，其发为咳嗽、流涕者，犹狂呼求援也。此时肺虽怯弱，尚欲力御外侮，而决不任其内侵，以尽卫外之职，显然可见矣。惟以见困于外邪，主力军已失其效用，故鼻塞、流涕、咳嗽，盖犹狂呼呐喊，有所求援于人也。苟于此时出生力军以驰援之，固不难立解敌围，而恢复其自由。此非臆说之词，乃历验古方，有足以深信不疑者。

霖每遇此症，用**黄芪建中汤**大剂治之（须用仲景原方分量十分之一，不可减轻炙草、桂枝），无不霍然而愈，是即出生力军驰援之法也。如鼻塞重者，重用生黄芪，鼻塞即开，是即助其主力军以解敌围之征象也。其意何在？即秦越人谓肺虚感寒，则损其阳。阳虚则阴盛，为肺损之渐。亦即《内经》所谓形寒饮冷则伤肺。霖即遵其旨以补肺助阳，为肺损杜渐防微之计，果应验如神，万无一失也。苟为不信，请遇此症而试治之，方知予言之不谬也。

奈何时医每诋此法为补牢其邪，谓为关门杀贼。推其意，一若必欲大伐其肺，不惮以至酷至烈之手段，非将其肺刳去之、撕毁之而不已。是何异见卫外之军，狂呼求救，而不为之援助，反从而戕贼之，伤害之。

是直开门揖盗，则虽有金汤之固，能不失哉！近观社会，肺病日多，夷考其源，虽不一其端，要知都由伤风咳嗽。医者好投以泻肺之药，致成不治之症者，非少数也。

《内经》云：“邪之所凑，其气必虚。”欲泄其邪，必须先补其虚。是以古人之治外感，都用人参、炙草、大枣，以大补其肺。如**参苏饮、人参败毒散、消风散、再造散、小柴胡汤、麻黄人参芍药汤**等以助正撤邪。岂古人之身体坚强尚须补，今人之身体羸弱反宜攻哉！古医之专以补牢其邪，而乐于关门杀贼，以重害于人群耶？抑今医之开门揖盗，而自陷其金汤，为治病之妙手耶？《内经》曰：形为神之舍。形坏神弗与居。是人身之构造，无异于屋宇。其肺主皮毛，皮毛犹墙壁。墙壁完善，则屋宇巩固，而神可安居于内。是治病之必须保肺，不言而喻矣。何以现今医者之治病，每以泻肺药为必不可少之品。是何异必欲将墙壁捣毁，使屋宇倾圮，以驱逐其神哉！如此治病，必杀人如草芥矣。

况乎风寒，皆从膀胱经之毛孔而入，决不在于肺也。否则何以仲景《伤寒论》及《内经》皆曰足太阳受之，而不曰手太阴受之。足证伤于风寒于肺无与也。或其有咳嗽者，亦不过假道于肺已耳。不然，何以《内经》有五脏六腑皆有作咳云云，是更足以证实伤风伤寒皆不在于肺也。惟肺居要道之卫，为出入烦剧之门，受损大矣。补之犹恐不及，岂可再施攻伐哉。且肺与膀胱为子母相关，苟有邪贼夺门而进，以害其子，母虽怯弱，有不竭力抵御以尽卫外之职守乎。乃医者不察，凡见外感一切之形症，每以为邪在于肺，即用大泻其肺之药。此非《内经》所谓犯虚虚之祸，而贻人夭殃者耶。噫！

治病须顾元气

治病如治国，用药如用兵。行仁政以治国，则百姓悦服，安居乐业，而不致流为寇盗。即盗寇亦变为良民，而国本以固。用王道药以治病，则元气不伤，精神不扰，而不至于变病不测，即邪自能化，而身体以健。审地势以布阵，量敌人之勇怯，用兵者则所向必捷。察病情之邪正，探病源之所在，则用药者决无不效。百姓而流为盗寇者，非乐为盗寇也，皆行政之人迫之使然也。战事失败者，非兵不勇也，皆主将之人，不知兵法而无机变也。病变不测者，非病自变，皆医者不知治病之要法也。

凡病之起，无不由于元气之虚。虽外感由于天时之不正，实则亦由正气之先虚，不能固御其邪。内伤之证更不必论矣。兹略举古圣贤治外感之病，尚以顾全元气为亟务者，证之以表证治而论。

如仲景治初起在表之伤寒，**麻黄汤**内重用炙甘草以补中。治伤风之**桂枝汤**用芍药以和营补血，用炙甘草、大枣以补中。**大青龙汤**内亦用炙草、大枣以补中。**葛根汤**又用炙草、大枣、芍药以补之。**小柴胡汤**更用人参、炙草、大枣以大补元气。

又如活人之**人参败毒散**，元戎之**参苏饮**，东垣之**麻黄人参芍药汤**，节庵之**再造散**，攻表药中皆与大补药并用。

至泻火之剂，如仲景之**人参白虎汤**、**竹叶石膏汤**、**半夏泻心汤**、**生姜泻心汤**，东垣之**升阳散火汤**、**普济消毒饮**，《局方》之**清心莲子饮**，节庵之**导赤各半汤**等，亦皆重用人参、炙草等药。此皆洞明《内经》“邪之所凑，其气必虚，欲泄其邪，先补其虚”之旨。非补元气，不但正不敌邪而邪不去，抑且攻泻之药皆大伐元气之品，即使邪去而正不能支也。

又消导之剂，如仲景之**枳术汤**，洁古之**枳术丸**，东垣之**痞气丸**、**枳实消痞丸**、**伏梁丸**、**肥气丸**、**息贲丸**等，亦皆以参术为君。

又攻下之剂，如**黄龙汤**用人参，**当归承气汤**用当归、炙草、大枣，**凉膈散**用炙草与蜜，**大柴胡汤**用大枣、白芍。

古圣贤之治实邪病，尚用大补之药以驾驭之，亟亟以顾全元气为急务。经曰：“治病之道，气内为实。”即此之谓也。无如今之医者，大背古人之法，不知元气为何物。视补中益元之品等于砒鸩，寒凉攻伐之药反为至实。呜呼！人之元气一分不尽则不死，医者何为乎反从事于攻克，必欲置之于死地，是何异小人之行苛政以倾覆国家，劣将之不知兵法而失地丧师哉！

毋盛盛，毋虚虚，而遗人夭殃；毋致邪，毋失正，绝人长命论

草木无因而不生，波澜无因而不掀，祸患无因而不至，疾病无因而不起。盖草木之生因由于子，波澜之掀因由于风，祸患之至因由自作孽，疾病之起无不因由于邪正虚实。

为医者宜审明其何经为实，何经为虚。六淫之邪，究系何邪，邪之在于何经。证之或气或血，或阴或阳。审其虚则补之，审其实则泻之。各随其经之虚实邪正以治之，则病无不愈。

如其学术未精，见识未明，如遇正虚之病，不知其阴阳气血之何虚，阴虚而补其阳，阳虚而补其阴，气虚而补其血，血虚而补其气，以误治之。则阴尤盛而阳尤

衰，阳尤盛而阴尤衰，气尤旺而血尤亏，血尤旺而气尤亏。此即《难经》所谓“益其有余而损其不足。”如此死者，医杀之也。

盖内伤病，不外乎阴阳气血之偏胜所致。如阴盛阳虚之症，补其阳而不可泻其阴，谓之补阳以配阴。又阳盛阴虚之症，亦补其阴而不可泻其阳，谓之补阴以配阳。气血之偏胜亦然。倘见其盛而误泻之，阴阳气血俱伤。虽有善者，亦无如之何也已矣。夫盛盛尚致虚虚，况本虚者而又可泻之乎。倘阴阳气血之偏胜过甚者，亦须先补其虚，而后泻其实。即《难经》所谓“阳气不足，阴气有余。当先补其阳，而后泻其阴。阴气不足，阳气有余，当先补其阴，而后泻其阳。营卫通行，此其要也。”观乎此，则古贤专注重乎虚，概可见矣。

夫邪与正，本相反而相贼也，似乎不可并治。然邪之所凑，其气必虚。邪盛者必用补正药入于祛邪之剂内，而邪自退。惟正虚者，断不能入祛邪之药，以重竭其元气，甚致不救。此即程钟龄所谓养正则邪自除，理之所有，伐正而能保身，理之所无也。且至虚有盛候，反泻含冤，大实如羸状，误补益疾。若不辨别其脉理之阴阳虚实而误治之，则杀人如反掌。故《内经》云：“毋盛盛，毋虚虚，而贻人夭殃。毋致邪，毋失正，绝人长命。”以警戒后世之医者，毋以操术未精，而误人性命也。为医者读经至此，应胆战心惊，自思学问未深，见识未明，一经误治，何异操刃杀人，造孽何如。

亟应将《内经》《难经》《脉经》《甲乙经》、各种本草、《巢氏病源》等，以及张刘李朱四大家，并诸名家之书，悉心研究，精益求精，然后出以应世，以救人之性命，则造福无量也。否则胸无成竹，乱投药剂，只藉以为谋食之道，误人生命于不顾，试问于心安乎？

辟虚不受补

人之行动起居，精神健旺，皆藉乎元气之充足。元气者，五脏六腑，聚于一身所结之团体也。元气足则皮毛坚固，脏腑丰厚，营卫充足，外邪不能侵，内病无由发。凡人之病，无不由于元气之先虚。或素系先天不足，而易于得病。或劳力过，致伤肺气。或饮食不节，致伤脾胃。或淫欲过度，致伤肾脏。或郁怒以伤肝，或忧伤思虑以伤心。五脏一有损伤，则元气因之不足。

盖肺主卫，为生气之脏。肺气足则外以卫皮毛，而外邪不能侵，内以行血脉，动百骸，而身体得强健。肺气一受损伤，外则卫阳不能固，而外邪得乘隙以入，内则筋骨乏气以行动，外则四肢百骸无力。肺虚曰虚不受补，则古人之制**生脉散**、**百合固金汤**、**四君子汤**、**补中益气汤**、**补肺汤**等，皆大补肺气之药，为因肺实而服之乎，抑以害肺虚之人乎？

脾胃为中州之土，土乃万物之母，常得冲和之气以养脏腑气血。脾胃一受损伤，则饮食减少。既乏资养脏腑之资料，致肢体疲倦而虚火顿生，又失泌清别浊之权，或大便因之溏泄，或小便以致浑浊。脾虚而曰虚不受补，则古人之制**大建中汤**、**小建中汤**、**四君子汤**、**六君子汤**、**异功散**、**参苓白术散**等，为因脾实而服之乎，抑以害脾虚之人乎？

肾为先天之本，立命之根，主纳气与藏志之脏肾脏一伤，则根本斲戕。小则精神疲倦，志气昏颓，腰酸足弱，致成痿证。大则气不归元，水泛为痰，痰涎上涌，喘急舌瘖。肾虚而曰虚不受补，则古人之制**肾气丸**、**右归丸**、**左归丸**、**地黄饮**、**斑龙丸**、**大补阴丸**等，岂为肾实而服之乎，抑将以害肾虚之人乎？

心为一身之主宰，神明所生之脏，凡怔忡健忘、神昏不省之症，皆由心脏受伤，血不能生，而神明失其主宰之权也。心虚而曰虚不受补，则古人之制**妙香散**、**孔圣枕中丹**、**天王补心丹**等，为因心实而服之乎，抑以害心虚之人乎？

肝为东方甲乙木，主行春令，为藏血之脏，乃五脏六腑发育之机关。所现皮肤枯槁、面目萎黄、两目失明、四肢拘挛、头摇手振、女子月事不调、肝气哕逆，并男子五淋七疝等，虽关于肾病，实则亦由于肝脏损伤，失其疏泄之司所致。肝虚而曰虚不受补，则古人之制**当归生姜羊肉汤、当归四逆汤、四物汤、七宝美髯丹、逍遥散**等，为因肝实而服之乎，抑以害肝虚之人乎？

况《难经》云："损其肺者，益其气；损其心者，调其营；损其脾者，调其饮食，适其寒温；损其肝者，缓其中；损其肾者，益其精。"如以虚不受补为然，则既曰虚损，何为再将补益以治之？果尔，则扁鹊之言，不足信矣。《内经》云："损者益之，劳者温之。"又云："形不足者，温之以气。精不足者，补之以味。"又云："虚则补之，实则泻之。"又云："毋盛盛，毋虚虚，而贻人夭殃。毋致邪，毋失正，绝人长命。"如其曰虚不受补，岂黄帝岐伯之言，亦不可信乎？且虚不受补之说，于古无征。夫既已虚矣，虚而不补，其将何法以治之乎？将偏驳克伐之药以促其危乎，抑或延误以坐视其毙乎？况《内经》曰："不知其虚，安问其余。"又曰"久塞其空，是谓良工。"又曰"虚则补之。"则虚岂可不补，而补之断无不受之理。

但虚有阴阳气血之不同，又有五行生克之各殊。阴虚而补阳，阳盛则阴愈虚。阳虚而补阴，阴盛则阳益衰。不补其不胜，而反补其所胜，则五行之偏胜更甚，而病益增。此乃当补不补，不当补而补之。即《难经》所谓实实虚虚，损不足而益有余，故不受也。如其审明虚处而补之，决无不受补益之理。如器皿之虚，房屋之空，而曰不能容物于内，有此理乎？是以古人治虚证，有补阴配阳、补阳配阴、阴阳并补之法。治实证有先补后攻、先攻后补、并攻补兼施之术。王安道云："治虚邪者，当顾正气，正气存则不致有害。世未有正气复而邪不退者，亦未有正气竭而命不倾者。"王太仆云："壮水之主，以制阳光。益火之源，以消阴翳。"初学记云："实而误补，虽则增邪，犹可解救，其祸小；虚而误攻，正气忽去，莫可挽回，其祸大。"喻嘉言云："虚体感邪，须用人参领出其邪，以固其卫。若不用人参，邪必出而复入，转辗反复，卒致不救。"又李东垣朱丹溪治外感，每用补中益气汤加入祛邪药以治之，无有不应。

由是观之，则古人之治病，无不亟亟以顾全元气为急务，况助正自可敌邪。即李东垣所云参芪甘草为泻火力圣药。薛立斋谓气血两虚，变生诸症，不问脉病，用人参养荣汤治之，诸恙悉退。朱丹溪谓产后以大补气血为主，虽有难症，以末治之。岂古人之立说，可视为妄言而欺后人哉。

无如今之医者，古人之书全不考究，师者衣钵相传，祖从传者箕裘相绍，逐至愈传愈失，竞尚攻伐，殊堪浩叹。倘如虚不受补之说，出于不知医者之口，尚有可原。最可笑者，竟出自医者之宣传，不曰虚不受补，即曰补弗起，更可令人齿冷矣。不见夫薛立斋、张景岳之治病，每用补药中稍加几味治病药，用之辄效，病去而正不伤，且可保以后无反复之虞者，最为万稳万妥之治法。不知人之生存于世者元气耳，元气足，则腠理固而外邪不能侵，内病亦不起。元气一虚，则百病丛生。是人之有病，无不由于元气之先虚。既元气虚而患病，治之毫不用补而专用攻伐，试问病者之性命，付托于医者之手，医者欲保其命而治其病乎，抑但治其病而不顾其命乎？

如果虚不受补，古人之治气将垂绝之人，何以每用**独参汤**三四两以救之，而犹受如是之大补乎？霖遵此法挽救垂危之人，不知其数。夫人至气将垂绝之时，亦可云虚之至矣，而大补犹足以挽救之，此则大彰明较著者也。李士材云："近世之人，身体日弱，病之虚者，十居八九。而医之用药，百无一补，其不夭枉也几希。"无如言者谆谆，而听者藐藐，竟造此"虚不受补"之说，以欺世惑人。呜呼！医者之忍心害理，何一至于此乎。

辟补牢其邪

人之身体坚强，六淫之邪何能侵入？犹房屋之墙壁巩固，盗贼亦何由而入？其邪之得能侵犯之者，皆由身体之怯弱，而无抵抗之力也。是以古人祛邪药内，必用人参、炙草、大枣等补托元气，为攻补兼施之法，乃治病万稳万妥，即遵《内经》“邪之所凑，其气必虚”，又即“勇者气行则散，怯者着而成病”之旨也。无如时医反之，必用大攻伐为能事，至死不悟，以为有邪决不可补，苟补牢其邪，邪不能出，为必死之症。即如调和百药，与保养胃气之甘草，亦屏弃不用。相习成风，牢不可破矣。

尝观仲景治伤寒之方，用人参、炙草、大枣者，十居七八。夫伤寒，非感受六淫之邪乎？岂仲景补之，而其邪不牢，后人补之，而其邪即牢，故相率不敢补乎？抑仲景明知有邪不可补，而故意补之以杀人乎！苟为不然，何以时医专用大攻伐药，消尽其元气，而谓能愈人之病以保其命乎？或以汉代时之人是血肉所成，故仲景必用补元之药以活人，今世之人乃铁石所铸，不妨镕冶之、琢削之，故必以大攻伐之法，足以遂其再造之恩乎？霖最愚戆，不知时势所趋。今人既为铁石所铸，而犹遵仲景岐黄之法，每用攻补兼施以治之，未见有补牢其邪而死，反收十全之效者，不可胜计。且对时医目为铁石之人，经大攻大伐，而致不可收拾者，犹得大补以挽救之，岂幸致哉？

论治寒与热

治寒热之症，本有“和、取、从、折、属”五法。王太仆云：“假使小寒之气，温以和之。大寒之气，热以取之。甚寒之气，则下夺之。夺之不已，则逆折之。折之不尽，则求其属以衰之。小热之气，凉以和之。大热之气，寒以取之。甚热之气，则汗发之。发之不已，则逆制之。制之不尽，则求其属以衰之。”据上所述，和取二法，人犹易知。惟从折属三法，人多不知。即王太仆所言之从折二法，似有未合。

盖“从”者，以热治热、以寒治寒之谓。如治阴盛格阳、阳盛格阴之症，适用此法。

“折”者，下夺之谓。如仲景云：“心下有留饮，背寒如掌大，用十枣汤等下夺之。热入阳明，用承气汤等下夺之。”

“属”者，经云：“寒之而热者取诸阴，热之而寒者取诸阳。”所谓求其属也。王太仆曰：“寒之不寒，是无水也，当求诸肾。热之不热，是无火也，当责诸心。”又云：“壮水之主，以制阳光。益火之源，以消阴翳。”

所云求肾取阴壮水者，如用**六味地黄汤**类。取阳责心益火者，如用**附子理中汤**，加桂心、益智之类。然不止此也。寒热之种类繁多，不胜枚举。凡感受六淫之邪，以及气虚血虚、食积痰饮、阴盛格阳、阳盛格阴、七情六郁之症，无不皆有寒热之患（请阅“外感内伤辨并治法”）。乃医者不可不辨别清楚，用切当不易之法以治之者也。

无如时医，但知见寒用热，见热用寒。寒之不寒，热之不热，则无法以治之。病人患此，则必死矣。霖生平对于此等寒与热之症，审症用药，无不药到病除，未见有不治之症者。何以世人患此极轻微之症，而致为不治之症者，比比然也。皆由医者不识其病情，只知见寒用热，见热用寒之法也。如仅知见寒用热，见热用寒，虽愚夫愚妇，亦皆知之。只须用烈火以烘其寒，冷水以灌其热可耳，何用医为？

论治风寒不可用寒凉

若治风寒之在表者，见症必恶寒发热，左脉浮弦。用发散药内，切忌寒凉药之遏抑，以引邪入里。是以仲景治法，用**桂枝汤**必须啜热粥，以助其发汗。即《内经》所谓“发表不远热”也。

假使恶寒发热而口渴甚者，是表里同病之温热证也。发散药中，酌用生地、花粉、青蒿、丹皮之类。禁用苦寒之品，因苦寒败胃。四时百病，胃气为本也。且苦从火化，虚火之症，尤为大忌。

论治病必求其本

王肯堂曰："面浮足肿，小便秘涩，未必成水也。服渗利之药而不已，则水症成矣；胸满腹膨，悒悒不快，未必成胀也。服破气之药而不已，则胀症成矣；咳嗽吐血，时时发热，未必成瘵也。服四物、黄柏、知母而不已，则瘵症成矣；气滞膈塞，饮食不下，未必成嗝也。服青、陈、枳、朴而不已，则嗝症成矣，成则不可复药。"此举大略而言，百病皆然，不独此四者。

此乃警醒时医不知探本求源，仅知见病治病而言。实为时医下顶门之针，当头之棒。无如古人虽言之谆谆，而多数时医，能知见病治病之法，已自负不凡，岂肯再事研究以深造之哉？况见病治病，为通俗所公认不差。而时医只须学此为已足，故对于诊察之玩忽，漠然不识其病之真情。至于病人之生死，竟不负丝毫责任。为时医者，习惯如此，不以为意，古今一辙，殊堪浩叹！

王应震曰："见痰休治痰，见血休治血，无汗不发汗，有热莫攻热，喘生毋耗气，遗精不涩泄，知得个中趣，方为医中杰。"不啻为王肯堂所言下一注解。治病而不知求本之法，岂非不愿为杰而甘为庸哉！

论至虚有盛候

百病之生，都由于虚。即如感受外邪，亦无不因虚而致。故《内经》谓"邪之不得其虚，不能独伤人。"至于内病，更不必论矣。虚则必须补，故《内经》云："不知其虚，枉问其余。"又云："虚则补之。"以及毋虚虚、毋失正等。谆谆告诫，不一而足。

无如时医之治病，以攻伐为能事，补药为不时。如治虚证，必致速死。盖药性除补之外，皆偏驳克伐之品。若气虚、阳虚者，不补其气而助其阳，反用破气泻脾肺，并寒凉药，是催其气之绝，迫其阳之亡。若血虚、阴虚者，不补其血而滋其阴，反用发表利小便药，是劫尽其血液，而竭绝其阴精也。如此治法则无异刳去其脏腑，而逼走其元神。是以每见此谵语发狂、扬手掷足、面赤唇焦之盛候，亦即物极必反之象也。

惟六脉必细弱，或亦有洪大且数者，必浮散无根，霖每用人**参养荣汤**，加附子、炮姜，大剂投之，救活之人，不知其数。惟脉左虚于右者，补精血为主。右虚于左者，补元气为主。无不手到春回！

论人参之功效

无论何病，皆由元气不足所致。人参乃大补元气之品，用之于发表药内，则敌邪于外而即固其卫，不致邪出而复入；用之于清热药中，则甘温能治大热；用之于攻里药内，则正气不致损伤；用之于内伤证中，则元气易复而诸恙自愈。

重量用于气急痰升、气将垂绝之时，可以挽元气于无何有之乡。霖每用人参至三四两，救活垂危之人，不知其数。奈时医反疾视之如砒鸩，即使用之于垂危之人，只用二三钱，必掺入破气药，反归罪人参之无效，抑何冤哉！

论附桂八味丸之功效

人之有生，先生两肾，即天一生水之道。人之死也，亦先绝其肾，以肾为立命之根。故《难经》谓生气之源，呼吸之门，人之根本也。根绝则茎叶枯矣。又云：人之有尺，犹树之有根。枝叶虽枯槁，根本将自生。皆言肾为人生之最重者也。

肾中藏一水一火，左肾属水，水生木，木行春令，为万物发生之源。右肾属火，火生土，土为万物之母，故肾为五脏六腑之总枢纽，最为重要，不可不补，以遂其生生不息之机也。

且肾为坎水，不易满而易招损。故肾一虚，而百病丛生。粗工见之，只知治标而不知治本，则病不但不愈，必且命亦不保。据霖经验所得，百病由于肾虚而致者，不可胜数。凡脉见浮濡、浮虚、浮大、浮散，或微细短弱，或数大无根，左虚于右，或尺脉无根者，每用**附桂八味丸**治之，无不效验如神。爰将肾虚发现之各病，书之于下，俾学者知务本之法以活人耳。

治上部头面咽喉等症。头顶凸起，头顶与脑痛，双目退光，白翳遮睛，目红不痛，视物两歧，头面浮肿，口淡无味，口渴少饮，口不能言，舌不能转，耳鸣耳聋，夜间咳甚，咳不落枕（此皆肾经之脉无力荣行于上并水虚而龙火上升所致）。

治中部一切证候。腰胁酸痛，背脊强痛，心胸作痛，心悸健忘（皆由经脉失养所致）；饥不能食，食不消化，朝食暮吐，胃气作痛（因肾为胃之关，火不生土而关门不利也）；气短作喘，咳嗽见血，水泛为痰（皆由气不归原，肾气无力收摄也）；浑身水肿，单腹鼓胀（肾与膀胱相为表里，水火亏则膀胱之气化不行致水道不利，且火不生土而土不制水也）。

治下部各症。大小便秘，五更泄泻，肠澼下痢，小便不约，五淋白浊（肾开窍于二阴，肾气虚弱，则二阴之窍开阖失常也）；奔豚气升（肾不纳气也）；足心跟踝后廉等作痛，两足痿废，两足寒冷（皆由肾经之脉失养也）；脚气入腹，肾无抵抗力也。赤白带下，经水不调（肾失其摄气纳也）；经水色淡，经后作痛（肾中水火两亏而下元虚寒也）。

治一切杂症。坐卧不安，神思恍惚，寤不成寐，嗜卧无神，惊恐发狂，神志昏冒（肾藏精与志，肾虚则精神衰弱，故神衰不宁也）；痰饮内伏（真水真火大亏，水气不化而成也）；女劳疸症（土无水润，火不生土，而土现本色也）；虚火上炎（肾水虚寒则龙不藏窟也）。

惟此丸中之熟地，必须用大者九蒸九晒制之极透者，否则无效。有心活人者，须自制为妥。

舌黑与烦躁医必以为实火辨

凡百之病，无不皆有阴阳、表里、寒热、虚实之分。医者岂可不详细诊察，以重人之性命哉？无如今之医者，大都胶执成见。不究其病之根源，妄行施治，玩忽人命，吁可危哉？是不得不为之辨也。

夫舌黑与润燥两种，以分寒热。伤寒传里，邪火内燃，火极如水，则舌为之黑。

然其黑必干而且毛，是**承气汤**证。

若黑而润者，是寒极而现北方肾水之色也，是**四逆汤**证。

同是舌黑，则寒热如冰炭，一经误治，生死反掌，岂可一例治之耶。

至于烦躁不安，亦有寒热虚实之分。

仲景治伤寒虚烦不得眠，烦热胸中窒者，皆用**栀豉汤**主之，以邪火遏抑于内也。

至于神气散越、烦言频复者，乃元气散离、神不守舍也。大补之尚恐不及，岂可以凉表攻伐之哉。

又《内经》谓“诸躁狂越，皆属于火”，是言其大概耳。然躁亦有阴躁阳躁之分。阳躁则狂越奔走，本属于火，然亦有各经表里气血之分。

一系太阳经之风寒外束、热气不得外泄，脉必浮紧且数，应用**大青龙汤**以治之。

一系阳明邪火旺盛，审其右关脉必浮弦且长者，其火在表分也，宜用**葛根汤**。

若右关脉洪数有力而沉候不实者，其火在气分也，宜用**白虎汤**。

至右关脉沉实滑数者，其火已入于阳明之血分也，宜**三承气汤**选择用之。

又有太阳失表，热邪陷入本经血分，是膀胱蓄血如狂之证，见症少腹胀，小便利，大便黑，尺脉实，轻则**桃仁承气汤**，重则**抵当汤**以治之。

此实火之在太阳与阳明，或表或里之证，均有此躁也。

至于无根之火外浮，面赤身热，口渴唇焦，烦躁不宁，或欲坐卧井中，或坐卧不安，或膂力过人，挥拳殴人，此上极热而下极寒，故其力皆在于上，惟足指必冷，脉必浮大无力，或虚数无根，或沉细且微，是阴盛格阳，或亡阳之证，为**阴躁**也。亟用大温补之剂救之，尚恐不及，安可用凉泻之药，以催其阳之亟亡哉。

然不独舌黑与烦躁之有寒热虚实也，诸症皆然。故曰治病须详细诊察，岂可以人之性命为玩弄哉！

口燥与大便秘、小便赤，医皆以为实热论

胃火焚燃，津液烁干，本有口燥、大便秘、小便赤之症。然而胃气虚弱，脾不化津，肾气不足，真水失润，亦有此症，岂可概作实热治，以误人之性命哉？为特申论而详辨之。

经云："饮食入胃，游溢精气，上输于脾。脾气散精，上归于肺。通调水道，下输膀胱。水精四布，五经

并行。”则津液之化，乃胃司其权。然胃不得饮食，则津液亦无由而化。经又云：“水谷皆入于口，其味有五，各注其海，津液各走其道。”此言津液之盈亏，由于脾胃之强弱使然。又《内经》云：“肾主五液，肾虚则津液枯涸。”古贤所谓内水虚而求助于外水，故口燥。是以古人治口渴，用附桂八味丸，蒸腾津液，而口反不渴。又经云：“肾司二便。”大便秘者，由于肾水枯涸，大肠失润而干燥也。古人又云：大便秘是下元寒极，如河水冰冻，而舟楫不能行驶也。小便赤者，以膀胱为肾之腑，肾水枯而膀胱之气化失常，即《内经》所谓中气不足，溲便为之变也。此均属虚寒之证，与实热之治法，天壤悬殊。如其审明脾不化津，须补养脾胃，如补中益气汤，加入生脉散之类。如审明肾虚，宜用六味地黄汤、八味丸之类。况八味丸既可以生土，又可以治脾不化津之症。其口燥与大便秘、小便赤，均由脾肾之不能布化津液，而不得各走其道。

何以今之医者，大都不究其根源，一见三者之一，即以为热证之实据，而即用寒凉之剂，以大伐其脾肾生生之气，都致不救。假使即系内热而致口燥，大便秘，小便赤，亦应用补中益气汤，或用三才膏，以调养脾胃之元气，最为万全之策。断不可用寒凉克伐之剂，何也？以其所致之病源，都由劳倦以伤元气而得之也。经曰：“有所劳倦，形气衰少，谷气不盛，上焦不行，下脘不通。胃气热，热气熏胸中，故生内热。”是以李东垣制补中益气汤，以治此劳倦发热之症。

由此观之，则实热少而虚证多。寒凉之药，何可一概妄施。然则虚实有何分别？曰辨之脉理即晓。实证则右关脉必洪数有力，虚证则右寸关脉必细弱，或浮大而散，虚实可以立判。即不明脉理者，宁先补后攻。古贤云：实而误补，虽则增邪，犹可挽救，其祸小。虚而误攻，正气忽去，莫可挽回，其祸大。愿为医者，宜熟思之而明辨之。

桂枝下咽，阳盛则毙；承气入胃，阴盛以亡说

医者不贵乎识药，务贵乎识病。病情识透，则温凉补泻之药，无不皆起死回生之物。如其差之毫厘，谬以千里，必轻病变重，重病致死。医之用药，岂可草草乎哉？故喻嘉言先议病，后议药，而用药无有不当。谨将王叔和所云“桂枝下咽，阳盛则毙；承气入胃，阴盛以亡”而申论之。

夫人身之阴阳，犹天地之阴阳，阴阳和而万物生，阴阳乖而灾变至。如旱魃为害，赤地千里者，阳盛极

也。须沛然下雨，而万物得苏。犹病人之胃火内燃，将津液烁干，必得承气之药以釜底抽薪，则火不致燎原而莫遏矣。又如冰坚地拆，雨雪交加者，阴盛极也，必得赤日暄暄，东风袅袅，然后冰可释而雪可融。即如病人阴寒内伏，阳气逃亡，必得温热之剂，则阳气复而阴寒去矣。如其倒行逆施，则何异抱薪救火，雪上加霜哉？

然而天地之阴阳易明，人身之阴阳难测。往往有阴盛格阳之症，外皮如烙，而内属寒极者。若见其皮肤之热，而用寒凉之剂，则阳遂亡矣。又有阳盛格阴之症，四肢厥冷，而邪火内燔者，倘见其外表之寒，而用温热之药，则肠胃焦枯矣。然何以别之？曰：必察脉理可晓。

脉之滑数有力，按之不衰者，乃实热也。虽有四肢厥冷之症，凉泻之药所必用矣。

如脉沉细且迟，或浮大而散，或细数无根者，皆阴寒之症也。虽皮烙唇焦，而温热之剂尽可服矣。

虽然，桂枝之温，只温在表，而于里寒，则力不胜任矣。至于承气，只泻胃火之在血分者。胃经气分之火，尚属膈膜，况别经之火哉。

医者欲求其治病之如鼓应桴，出于水火而登衽席者，非精脉理经络、各经之表里气血，以及药性之达于何所，则不可！

产后伤寒论

产时用力太过，致伤气分。下血太多，致伤血分。气血一有损伤，阴阳为之偏胜，则头痛发热如伤寒。或恶露凝滞于内，营卫被恶露阻碍不和，亦有发热头痛之症。

医者见之，每以为产后伤寒，即用凉表药治之。不知产后血必受损，汗为血液，若用寒凉发表，乃劫尽其血液也，必致不救。夫产时用力迸气，毛孔尽开，即有风寒，早从外解。如曰临产时不慎而得之，然产时必在房室之内，断无风邪可至，何能感受？即临盆时所受之寒，亦与外感风寒之寒迥异。风寒之寒，乃冬间天时不正之气。所感受者，必系辛苦劳乏之人，在路途中正气不能抵御外邪而致。至临盆时所感之寒，或系天气寒冷，临盆久而身体寒冷也，身体感受寒冷而发热者，即《内经》所谓寒极生热也。此寒只可用甘温药以治之。古人所谓甘温治大热，又谓产后大热必用干姜者此也，断不可与外感风寒同治。如作风寒治，必致不救。

朱丹溪云："产后以大补气血为主，虽有杂症，以末治之，可谓知本者矣。"虽然，产后非无实热证也。因素有胃火之人，平时有精血真水以制之，故其火隐伏而不发。一至产后，精血与真水大亏，则水不济火而为之炎也，须察其右关脉洪数有力，或沉实且滑，轻则用干金斛，重则用制大黄加入**四物汤**以治之，无有不效。

然何以别经之火所无？盖别经之火，平素虽或有之而必不盛。若心肝肾之火盛，早已将精血烁干，决不可以受胎者。即使所有之微，火临产时早已随血而去。故产妇决无心肝肾之火，以心肝肾属于血分耳，即所有者乃虚火也。只须用**四物汤，或八珍汤、十全大补汤**，补其气血而其火自熄。然则肺火何独无之？以肺属金，金为极寒之物，决无自生其火者。虽方书所谓火克金，《内经》所谓肺热叶焦者，都由胃火熏灼而然也。清其胃火，何肺火之有。

故产后之病，除此胃火之外，决无别经之火者。此系霖经验数十年而得之也。如察其右关脉无力，皆气血两亏之证也。初产一二日，须以生化汤频服。生化汤内有川芎、干姜，即有外邪亦可去。如二日后无腹痛症者，无论其所见何病，即可用大补气血药治之，此不治其病而病自愈也。霖生平治产后症不少，虽病至垂危，无不人人立瘳，不过辨明其虚火与实火而已。噫！产后之病，虚病也，亦硬病也，有何不治之理哉！

小儿纯阳之体论

天以阴阳化生万物，人以阴阳化生气血。夫人之生也，抱阴而负阳，内阴而外阳。阴阳两相抱负，则肢体可活动。阴阳两相维系，则营卫得调和。阴阳偏胜则病，阴阳离散则死，未有独阴独阳而能生存者也。又气为阳，血为阴，脏为阴，腑为阳。

如曰小儿纯阳无阴，则必小儿有气无血，有腑无脏乃可。如其脏腑气血并有之，何以谓之纯阳乎？经曰：阳中有阴，阴中有阳，则阴阳之不能脱离可知矣。何以小儿独纯阳无阴，而能生存于世乎？

霖用甘温药治愈小儿危险症者，不知其数。奈近世医者，每以小儿为纯阳之体，忌用温补之药。无论所见何病，不辨其寒热虚实，概从凉泻药治之。不知凉泻之药，皆偏驳克伐之品，小儿娇嫩之躯，虽系实证，其可支持乎？小儿脏腑脆弱，即有大实大积之证，亦只宜用半攻半补之剂，庶可不伤。况非大实大积之症，而谓可用大寒大攻之药乎？且小儿得胎后，即先生肾。是阴为人生之根，岂有无根而可成人乎？故知小儿纯阳之体，其说荒谬之至。此说一出，世间所生之小儿，被其害者何啻恒河沙数。世间高明之士，幸勿被此种邪说所惑也。

白痦忌用表药说

白痦一症，《内经》未有说及，古书亦无详载，何以现今此症极多？都由病久而发，非若斑疹之因火而发。究其原因，皆系病人夹湿，医者不知治其湿，一见发热，即用牛蒡、豆豉、鲜生地、鲜石斛、知连苓栀之类，为世俗通套之剂，以湿助湿，将湿遏抑于内。且牛蒡、豆豉大伐其肺，肺受损伤，不能御敌，湿邪即随空虚而入。抑且牛蒡、豆豉将湿邪引入肺，肺气虚弱，遂留于内，而无力以祛出之，亦已危矣。至正气稍复，然后邪从毛孔而出，亦正气敌邪之佳兆也。汗干即隐者，盖其湿已干，故不见也。然湿何以化为白粒？经曰："西方白色，入通于肺，在体为皮毛。"其湿从毛孔而出者，故成细白粒，且晶亮如水。湿者，水也，其色洁白。故知湿入于肺。肺气稍复，即赶之从毛孔出也。

然何以知医者所误？每见此症，多服滋润助湿、寒凉攻表之药则多发，少服则少发，不服则不发，屡屡验之，无不皆然。且此症在秋天湿温症及疟疾症后为尤多。经云："秋伤于湿"（后喻嘉言谓经文失去长夏伤于湿，秋伤于湿，应当作秋伤于燥，兹就《内经》原文言之）。用药又以湿助湿，故尤多也。即如《内经》汗出见湿，乃生痤痱之类。不过彼从外受而发，此从内受而发为异。可见此病，实非自病，全由医者误治所致。无怪古时之无此症也。

既发痦矣，是肺自赶其邪以外出，亟应大补其肺气，以助其力，使邪尽出乃安。医者每见其发痦，必再用凉表药，以为表去其邪。往往一服凉表药，而其痦不发者，医再以为邪陷于内，再一味大攻，必致死而后已。此非臆说，亲见多数发痦之人，霖每以补正药投之，无不人人立瘳。无如乡愿之流，妄谓发痦，不可用补，以补牢其邪。每易医治之，医者亦大诋补药之非，则随俗所尚，即用凉表，迎合病家之意。投剂之后，即使白瘔仍发，其色必枯萎。抑且变病百端，病家至死而不悟。如此死者，指不胜屈。呜呼！寒凉发表之药，乃世俗所尚。服此药后，虽小病而变为大病，大病而变为死病。不独医者不认为误，即病家亦不以为误，反诿诸天命，悲夫！

论治湿非独利小便可去

古人云："治湿不利小便，非其治也。"初意谓治湿极便，只须利小便而已。惟用之不但不效，反为增病者，不得不将此说以研究之焉。

夫膀胱为水湿总出路处，利小便本为去湿之法。不知水湿之归于小便而出者，均由于脾胃强健，肺气充盈，肾气输化，乃能使水气自归于膀胱而出，何用利之。即《内经》所谓饮食入胃，游溢津液，上输于脾。脾气散精，上归于肺。通调水道，下输膀胱。水精四布，五经并行。此言无病人脏腑均强健，本不利其小便，而水湿自然排泄。

至于湿之着而成病，则必脾胃之不健运，肺气之不充盈，肾气之不输化而成。但利小便，非徒无益，而且有害。盖淡渗伤阴，肾气一伤，则脾胃绝生化之机，何能散精归肺，通调水道。岂非欲利其湿，反不能运化其湿，且留滞其湿，而徒伤其阴哉。况脾为湿土，无论饮食外感所受之湿，而留滞不行者，皆在于脾之不健运。故欲治其湿，必须先健其脾。若不知健脾，而但利小便，是速毙之术也。

不观夫仲景之**五苓散**，用白术以健脾，肉桂以温肾。**泽泻汤**，亦用白术以健脾化湿。**猪苓汤**之用阿胶以益肺补阴。**八味丸**以补肾中水火，生土而化水。虽属湿之在下者，亦用健脾、益肺、补肾之品，又况湿之在上中及表分气分者，岂利小便可去之哉？

治之之法，在上中及气分者，用**平胃散**，及**小半夏加茯苓汤**、**甘姜苓术汤**等。在表分用**羌活胜湿汤**、**桂枝附子汤**、**麻黄白术汤**等。

是以读书贵有主见，用治亦须体察，效验尤须实试。岂可以古人之言，即据以为确切而深信之哉。

论急则治其标之非

《内经》云:“治病必求其本。”旨哉言也！盖病之由来必有因，能治其因，即愈。因者，即本也。病之现于外者，标也。不治其因，而治其外现之标，不但病不去，必致病反增。设遇缓症而药不对症，尚可改弦易辙，不至于大害。至于急症，命在须臾，岂容药不对症，再以稽延时日耶？作俑此说者，何异杀人者授之以刃！

假如气虚痰升，及水泛为痰之证，此时人之性命在顷刻间，可谓急矣。医若不补其气与肾，而徒用消痰以治其标，痰必愈消愈涌，而迫其气绝矣。

又如龙雷火挟血以上升，而吐血盈盂，可谓急矣。标证必身热面赤。医若不知补肾中之水火以引火归原，而用凉血止血以治其标，非但血不止，必致血大涌如泥而死。

更且如气虚中满，须用理中、建中、补中益气汤等。若用破气疏利药以治其标，必胀满更甚。

又且肾气不化之小便不通，致腹胀且大，须用肾气丸温补下元，则小便自通，而肿胀自退。若用通利药以治标，必闭塞尤甚。

甚且如阴盛格阳、阳盛格阴、至虚有盛候、大实如羸状等之急症，治标必顷刻立亡。

如此类之急症，不胜枚举。若不探源求本，而治其标，为害何可胜言！时医之但知其标，而不知治本，虽日杀数人，而不知悔，可慨也夫！

牛蒡子、枳实、枳壳并论

吾闻药肆中人云：各种药物需用，均不若牛蒡、枳实、枳壳之繁多。又见医者每遇咳嗽、发热等症，不辨其外感内伤，无不以牛蒡子、枳实或枳壳为必不可少之药。似乎无此二味，不成其方者。足证今之医者，最喜用泻肺破气之药也。

夫牛蒡子之泻肺发表，较之麻黄为尤甚。其性通行十二经，庸医不辨邪在何经，一见咳嗽或发热等症，即乐用之。以为无论何经之邪，皆可借此以治之者。谁知肺气一伤，卫外失司，即无邪者，亦将引邪以入也；再枳实之所以乐用之者，以其破气消痰，有冲墙倒壁之功也。

此二味之药，其泻肺破气之猛，更不言可知。即无病人服之，尚恐不支，况病者乎？每见肺虚之人，服此二药，顿时气促欲绝、不可救药者，比比然也。故古人用之者极少。且仲景从未用牛蒡子者，以其性之恶劣，而足以大损其肺也。盖肺主气，为五脏六腑之华盖，以行营卫，主一身之治节者也。然则肺之关于生命，顾不重且大哉！况肺为娇脏，最易受损。即加意以保护之、补养之，尚恐不及，岂可妄施大攻大伐而重损之哉！何以今之医者，竟视肺为仇而气为敌，直将撕毁其肺，破尽其气而后已。不见夫古人之发表、清火、攻泻药中，都用人参以补肺（请参阅“治病须顾元气”并“外感风寒不可泻肺”说），无不处处以顾全肺气为亟务。

以人之有生，全赖一气耳。气存则形存，气绝则形死（不惟人知之，即兽亦知之。孔子曰：“子之爱其母者，非爱其形也，爱使其形者也。”使形者，气也。何医者之知识，兽犹弗如耶）。且《内经》云“邪之不得其虚，不能独伤人”，又云“邪之所凑，其气必虚”，又云“不知其虚，安问其余”，又云“治病之道，气内为实”。再古贤云“行医不识气，药方从何拟。”是以古圣贤之治病，用人参、炙草、大枣以大补其脾肺，可谓深合经旨者矣。无如今之医者，大背古圣贤之法，非唯不知补助元气，反以大攻大伐之药，为治病必不可少之品，似不置人于死地而不已。若然，何不将《内经》虚字改为实字曰：“邪之不得其实，不能独伤人；邪之所凑，其气必实；不知其实，安问其余；治病之道，气绝为实。”谓为古圣人教之攻伐以杀人耶？不然，圣言煌煌，经典昭彰，何以故违其法，喜用泻肺破气之劣药而恣意杀人，甘为子弗如之医哉。或曰：“天道好还，无怪乎庸医之大都无后，是耶非耶，我不得而知之矣！”

甘温与苦寒并论

天地间万物，至春夏而得以生长，至秋冬而肃杀者，以有温热与寒冷之分也。不见夫春夏之时，草木之葱茏畅茂，百花之艳丽争妍，天地为之光华。秋冬之时，草木之萧条枯槁，山川之黯淡无神，天地亦为之失色，然则春夏之生长者，何也？即温暖之气使然也。秋冬之肃杀者，何也？即寒冷之气使然也。

天地犹如此，人身亦莫不然。盖人之有生，全赖乎命门之真火。真火足则脾胃强健，饮食易于腐化，而元气充盈。且形骸之动作，气血之流通，耳目之视听，口舌之言语，溲便之通畅，无不以此火使之也。故张景岳以天非此火不生物，人非此火不能生。因有相火以位之辨，而制右归丸以补此真火也。是以古人谓附桂八味丸可治百病，试之诚然。亦即补火之力，可谓知其要者矣。况脾胃为中州之土，是后天之本，喜甘温而恶苦寒，多服苦寒，则脾胃必败。脾胃一败，则人之生机绝矣。故《内经》云：“四时百病，胃气为本。”又云：“有胃气则生，无胃气则死。”可见苦寒之药，足伤脾胃。犹秋冬寒冷之气，肃杀万物者也。以甘温如春夏之生长万物，较之苦寒如秋冬之肃杀万物，则存心活人者，亟当猛省而取择以用之者也。

故霖每遇胃呆而有实火者，必取甘寒咸寒之品，无不亟亟以保养胃气为前提，用之而无不效者。若会服发表攻里药而热不退，脉现虚数不静，或浮散无根，或沉细且微者，投以大剂甘温，必解肌而热退，无不奏效如神，历验不爽。且苦从火化，不但败胃伤元，抑且火反炽盛。是以苦寒之药，暂用于胃口未败，正气未损，脉之洪数有力者尚可。惟用之须专，而决不可杂。尤须用甘草、白蜜等和之，毋使伤其胃也。若用之不专，孟浪妄施，岂不草菅人命乎。

总之，误于甘温者，如君子之过，人皆见之，而挽回也易。误于苦寒者，如小人之谮，不知不觉而无可挽救矣。初学记云：实而误补，虽则增邪，犹可解救，其祸小。虚而误攻，正气忽去，莫可挽回，其祸大。是以古人有“与其误于寒凉，毋宁误于温补”之说也。王太仆云：“壮水之主，以制阳光。”故赵养葵以**六味地黄汤**治温热证，李东垣亦云参芪甘草为泻火圣药，故制**补中益气汤**，以治劳倦发热，此即甘温治大热之义也。薛立斋云：“凡气血两亏，变生诸症，不论何症，用**人参养荣汤**治之，诸恙悉退。”尤可见甘温之治火，比之苦寒，神效而且稳妥。

虽然，苦寒之药，非无用也。若有余之实火，非甘温之药所可治也。甘温之药，为治不足之虚火设也。不足之虚火，则苦寒之药在所大禁。是以医者贵乎识病。若辨证明确，则用甘温当，而用苦寒亦当。否则苦寒用之杀人，甘温用之亦未必活人也。其医者之杀人活人，全在识证与不识证之间而已。苦寒与甘温，神农采取之，皆所以活人者也。其治病之所以杀人活人者，非药之优劣有别，在乎善用与不善用而已矣。

惟病者虚火多而实火少。是以程钟龄之论火，以邪火为实火，宜驱，虚火为子火，宜补。谓惟有养子之法，可借为驱贼之方；断无以驱贼之法，而为养子之理。盖养正则邪自除，理之所有；伐正而能保身，理之所无也。薛立斋云："今人体质薄弱，宜多用温补，少用寒凉。"可见古人以甘温为活人之药。如春夏之生长万物，对于病人之身体，有益而无损也。以苦寒须实火实体，必不得已而暂用之。因其如秋冬之肃杀万物，对于病人之虚体，多所不利也。故曰甘温与苦寒，全在存心活人者，悉心省察，善于取择以用之者也。

论用热度表验病人之寒热

《内经》云："治病必求其本。本者非本元之本，乃病所由发生之本也。"凡人之病，无沦外感内伤，可一言以蔽之曰：不外乎表里、阴阳、寒热、虚实八字。然欲分其表里、阴阳、寒热、虚实，非精明脉理不可。脉理一精，则表里、阴阳、寒热、虚实之病现于各经，了如指掌。病虽千变，脉终不变。知乎此，则病情无所逃遁矣。

乃今之医者，每用热度表以验热之轻重，脉理竟漠然不顾也。夫各经有各经之热，徒用热度表何能分别？且有上热下寒、阴盛格阳、阳盛格阴之证。又有湿热、风热，暑热、燥热，表热、内热，胆热、膀胱热，心火、胃火，肝火、肾火、肺火，大肠火、小肠火，上焦、中焦、下焦火之别，药性乃各走各经，非一种寒凉之药所可统治。宜分别各经之火在气分、血分、表分、里分之内，用专走其经之药而直折之，其火无不顿时即灭。

若不精究其根源，但用热度表以验其热度，火诚有之，则何经之火，何能分晓。即使知其经，而不知其火之在其经之表分、里分、气分、血分，尚属隔靴搔痒，不但火不能灭，抑且攻伐无辜，其病必变端莫测，甚至不救。不但实火已也，盖至虚有盛候、大实如羸状，有上热下寒、下热上寒之证，更有劳倦、食积、阴虚、七情六郁，均有发热之候。若不探源求本而用寒凉之药，必死无疑。

假如上热下寒，并阴盛格阳之证，以热度表验之，热度大增，而用寒凉之药以治其热，必无根之火，飞腾散失，而性命立休。又上寒下热，并阳盛格阴之证，以热度表验之，热度大减，而用温热之药以助其火，有不以焚其身者乎。

鸣呼！医者人之性命所托，岂可徒袭皮毛，而杀人于无形耶。霖之所论如此，非敢自以为是，世间高明者不少，未知余言为然否。

论十剂缺少升降二法

人生一小天地。冬至后地气上升，天气下降；夏至后天气上升，地气下降。天地以阴阳升降而化生万物，人生以阴阳升降而和养营卫。有升无降，则如有春夏而无秋冬；有降无升，则如有秋冬而无春夏。天地以阴阳升降，而万物得生长化收藏；人生以阴阳升降，而金木水火土得以平。阴阳升降之机，此一定之理。阴阳之升降不舛，则无病而寿；若阴阳之升降一有舛违，则百病丛生。故《内经》有“阴精所奉其人寿，阳精所降其人夭”之旨也。

夫升而不降，则上有余而下不足。降而不升，则下有余而上不足。

上有余而下不足者，宜补阴而降。故仲景之肾气

丸，用熟地质重之物，以大补肾阴而下降，再引之茯苓、泽泻疾趋于下之物以降之。

下有余而上不足者，宜补气以升。故东垣之**补中益气汤**，用黄芪、人参大提其气，再引之以升麻、柴胡上升之物以升提之，则阴中有阳、阳中有阴，阴阳和而五脏得以平。

此即《内经》“高者抑之，下者举之”之义。故阴虚者切忌补阳以升提，阴已虚再升提于上，是即《难经》所谓实实虚虚。阳虚者切忌补阴而降，阳已虚而再降之于下，亦是实实虚虚。

欲知其阴阳、虚实之诀，非精察脉理不可。脉之寸虚尺实者，宜补气而升，不宜补阴而降；脉寸实尺虚者，宜补阴而降，不宜补气而升。

治病之道，不过调其阴阳之偏胜，以协于平而已矣。阴盛而阳衰，阳盛则阴衰，天地四时无不然，人生五脏亦何独不然？

以徐子才之贤，制十剂而遗升降二法。后世不知此理，则云治病不过七方与十剂。如此则除十剂以外之病，而诿之不治可知矣！不知古圣贤早已垂法于前，特徐子才不知此二法之奥妙而忽略之，故不揣谫陋而直陈之，以冀世人之少夭枉也。

论吴鞠通误认风温温热等证在肺，用泻肺以害人

仲景云：“太阳病，发热口渴，不恶寒者为温病。”是温病由足太阳而发，决然无疑者也。数千年来，名贤辈出，从未有温病之邪谓由手太阴而发者。乃近世吴鞠通，将风温、温热、瘟疫、冬温等证，皆归纳于手太阴肺经，以肺为表，而制银翘散以大攻伐之，何见识之浅陋至于此极，而犹著书立说以贻害后人耶。

夫身热头痛，微恶寒，自汗出，即足太阳之确证也。何所见而谓手太阴之证，妄用牛蒡、豆豉、荆芥以大伐其肺哉。不知肺为呼吸出入之门，邪无可容之地。何以言之？盖肺主皮毛。皮毛者，极浅薄之处。即使有邪，随呼吸而发泄无遗，故曰邪无可容之地也。《内经》谓“冬伤于寒，春必病温。”又云：“冬不藏精，春必病温。”仲景云：“太阳病，发热口渴，不恶寒者，为温病。”洵如吴鞠通所言，则《内经》、仲景之说，皆不足信矣。岂吴鞠通之见识，远胜于岐黄、仲景哉。且肺喜温恶寒，温邪亦所不畏。又肺为生气之娇脏，主一身之治节，为五脏之华盖，司卫外之职，以御外邪者也。凡外邪之入，无不由于肺之先虚，致卫外失司，不能抵御外邪，故外邪由毛孔而入于足太阳。是邪之入，必由于肺之虚，则邪之出，必欲助肺之力，方可驱之使出，而

不致再入。即喻嘉言所谓虚体感邪，必用人参领出其邪以固其卫，否则邪必出而复入。转辗反复，必致不救。

由此观之，则祛邪药中，大补其肺，尚恐不及，岂可再事攻伐之哉。盖毛孔者，足太阳膀胱之门户也，不过附属于肺之皮毛而已。邪之出入，必由毛孔，而不由皮毛，不言可知矣。如果谓为温邪由口鼻而入于肺，何以《内经》云："冬伤于寒，春必病温？"则温邪之蓄于足太阳，毫无疑义。又古贤谓，即病之伤寒，由外入里，不即发之温病。由里达外，岂有即病之邪反深，而在足太阳，不即病之邪，蕴蓄久而邪反浅，为手太阴哉？如其邪之浅在皮毛间，何以古人谓温病之邪，深入骨髓，由骨髓而发之于外，不易表散者哉？且《内经》谓"冬不藏精，春必病温。"则温病由不藏精而深入骨髓，肾阴之损，不待言矣。又古贤谓"伤寒必死肾虚人。"其肾阴既损，而再伐其肺以重损其母，致子母俱损，不死又何待耶。况冬不藏精而发之温病，惟有用温经散邪之法，以鼓动其肾气，而邪始得出，喻嘉言已论之详矣。

而吴鞠通必欲以银翘散，既损其肾之母，又损其肾之阳。即在太阳经之温病，尚属膈膜。况由少阴经之温病，万无可生之机。且其云头痛自汗出，身热微恶寒，与冬间即病之伤风证无异。何冬间如此见证为足太阳，非冬间而即谓之手太阴？况手太阴决无头痛自汗出之症，且只有呼吸之门，而无汗孔之门。岂邪之祛出，不由汗孔而出，乃由呼吸而出哉！彼吴鞠通故炫新奇，视生命为儿戏，竟谓温邪均在手太阴，实属荒诞不经，贻害后世者矣。

且毛孔者非自为之开阖也，必须得肺之力，方可开阖自如。既有微恶寒，自汗出，或渴或咳者，即系邪欲出不能出之际。因肺气无力以驱逐之，欲求救于大力者助之而驱逐也。故古贤之治外感，祛邪药中，皆用人参、炙草、大枣以大补其脾肺（请阅“外感风寒不可泻肺论”），使肺气足既可助正祛邪，又俟邪去而即固其卫，不致邪出而复入。此法之妙且稳，为万世不易之道。

何吴鞠通以无师之智，而爚乱成法，反用大攻大伐之药以重伤其肺。是何异开门揖盗，以引邪深入，将人之三实尽行劫尽，无可救药者哉。不观夫李东垣治大疫，用补中益气汤而全活甚众。又喻嘉言治大疫用人参败毒散者多活，而时医不用参者多死。此即《内经》所谓邪之所凑，其气必虚，欲去其邪，必须先补其虚之奥旨也。乃吴鞠通不但不补其肺，反以大攻大伐其肺，诩诩然自以为智，立法以传于后世。致后世医者妄信其说，尽废古法，不论何种发热，均用牛蒡、豆豉大攻其肺，致轻病变重、重病致死者，何可胜计。此皆吴鞠通之作俑，以教后世医者之杀人，不知伊于何底耶。

或曰吴鞠通之误谓温病邪在手太阴，用泻肺药以杀人。既得闻命矣，然则究用何法以治之乎？

曰身热头痛，微恶寒自汗出，或渴或咳，如脉浮大无力者，用**桂枝汤**，渴甚加生地、花粉，热甚者加青蒿。如脉左浮弦而右虚大者用**消风散**，除藿朴之破气，须重用人参以补气。如无力服人参者，须重用生黄芪。热甚口渴者加生地、青蒿，无不立奏奇功。此治风温证解表之绝妙神法也。至于无头痛、恶寒、自汗出，但热，而脉不浮者，风药决不可用。因此症非风温之表证，恐系内伤或热邪入里之证。盖风药乃大损气血之品，若邪在里而用风药，必将阴精劫尽而无可挽救矣。惟必须详辨脉证以治之，庶不误耳（余请参阅“外感内伤辨并治法”）。若一见身热而概作温邪治，必致置人于死地。即系温邪证之在表者，而用银翘散以大攻其肺，则正气损而邪必缩入以不救，况非温证而误用之哉。自吴鞠通大背古圣贤之法，谓外感之邪在肺，而用牛蒡、豆豉等泻肺药，致后人以泻肺药为治外感之必要品，以大开医界杀人之门，至不可收拾。其吴鞠通之弥天大罪，岂可容耶！此非故意攻讦，因见时医用此银翘散治温病，愈者少而死者多。以其肺气受损，壮实者或可勉支，亦属难愈，虚弱者终不免于死。霖目击心伤，欲思以挽救之，因有不能已于言而辩之也。

气有余便是火辨

凡人气盛则强，气衰则弱，气存则生，气绝则死。气之关于人生，至为重要。此人所共知，不待言矣。自朱丹溪“气有余便是火”说起，学者宗之。每遇热证，辄用破气攻伐之药，以为能事。虽病至垂危，气短欲绝，尚欲泻肺破气，必使其气绝而后已。相习成风，恬不为怪，从未有起而辨正之者，是可异矣。

夫人之生存者气耳，病则气必虚，虚则必需补，岂可再事戕伐，以重伤其气哉。如果妄投破气之药，即壮盛无病之人，尚恐力不能胜，况于已病气虚之人乎。虽丹溪之说，未敢厚非，然考之《内经》，皆谓气之不足而生火，未有气有余而生火者。是则丹溪之说，不能无惑焉。凡属火证，皆属气之不足，决无气有余之理。故李东垣谓参芪甘草为泻火之圣药。又古贤之制外感发热方中，都用人参、炙草、大枣以补气祛邪，如**参苏饮**、**人参败毒散**、**再造散**、**消风散**、**小柴胡汤**、**麻黄人参芍药汤**、**升阳散火汤**、**导赤各半汤**等。又仲景治热入阳明证，用**人参白虎汤**、**竹叶石膏汤**。治误下之虚痞，用**半夏泻心汤**。治热伤津液，用**复脉汤**。以及**黄龙汤**之治阳明实火证，无不皆用人参补气以泻火。足证丹溪之说，不可恃也。夫既感外邪，又或内伤，则必发热。热即是火，火而即谓气之有余。如欲熄其火，必须大破其气，是何异操刀使割，而所伤必多，安可以不辨。

或谓丹溪此说，以邪火入于阳明血分，甚至谵言发狂，登高而歌，弃衣而走，而为气有余者。故仲景制**大小承气汤**，用枳朴以导气宽肠。要知此非气之有余，因其气不能运行于下焦，致气迸于上，故用枳朴以疏利之，盖有所不得已也。

此外无论何种热病，皆属气之不足，断无气之有余者。苟为不然，何以《内经》一则曰“有所劳倦，形气衰少，谷气不盛，上焦不行，热气熏胸中，故生内热。”李东垣因制补中益气汤以治之。再则曰：“凡病，勇者气行则散，怯者着而成病。”三则曰：“邪之所凑，其气必虚。”四则曰：“壮火食气。”五则曰：“壮火之气衰。”六则曰：“热伤气。”凡属火证，《内经》皆谓气之不足，从未有火证而为气有余者。可见古圣贤谆谆告诫，诲示后人者，无不以先补元气为前提，已如天经地义，无可变更。

故古贤之治热病，都用人参以补其元气，是悉遵《内经》之旨。后人遵其法以治病，无不应如桴鼓而不效者也。又有难之者曰：“气喘气急，谓非气有余之火乎。”曰：“是又不然。”凡有余之气喘有三。一系寒邪外束于肺，古人都用**麻黄汤**以散之。若作火治，是助其邪也。一系肺气壅塞，古人都有**葶苈大枣汤**以开之。一系痰饮阻于胸膈间，仲景用**苓桂术甘汤**及**八味丸**等温药以治之，从未有作火治者。除此而外之气急证，类由呼吸短促，肺气垂绝，气不归原所致。因之古人都用**独参汤、十四味建中汤、附桂八味汤**等大甘温之剂，方可挽救。如以为气有余便是火，而妄用寒凉攻伐之药，是速其毙也。何为乎丹溪独创此说，以惑后人耶。

然而丹溪此说，非无故也，但其言过甚耳。因当时医者，只知用补气升阳之法，对于真阴虚极而发热者，固不相宜。所以特创此说，以矫世俗宗尚之偏也。无如后之学者，对于圣贤经旨，既未窥其门径，而于各家学识，又不融会贯通。竟如盲人瞎马，误信气有余便是火之谬说，随声附和，奉为圭臬。定欲以寒凉攻伐之药，治一切热病，以迫其气绝，使身体冰冷。谓不如是，不足为退火之妙法耶。呜呼！著书立说，所以垂教后世。岂可以偏颇过甚之说，流弊于后世而贻害后人。霖之所以作此气有余便是火辨，岂得已哉。

世人误以“回生再造丸”作“人参再造丸”以为补药说

自古忠义之士，废弃当时。奸佞之流，荣誉一世。非独人也，物亦如此。

再造丸者，乃大毒大克伐之药。现今世人，皆奉为大补之品。凡病人元气不复，以及虚羸之体，皆喜服之，其害何可胜言！兹将**再造丸**之内容细述之。夫再造丸者，本系治风之药，原名“**回生再造丸**”，以治真中风及大麻风等证，而可以回生再造，亦妄言之。此治风之劫药也，后愚夫愚妇，讹以回生谓人参，药肆中遂以“**人参再造丸**”名之，以图利也。其方庞杂异常，共药五十一味。除人参外，皆猛烈之毒药与大克伐药，人参不过居百分之三。况真人参世所难得，即有真人参，其可抵制五十种之大毒大克伐药乎？其中如乌梢蛇、白花蛇、全蝎、血竭等，何等毒物；又加麻黄、羌活、细辛、天麻、白芷、防风、葛根、灵仙、僵蚕，皆猛烈之攻表大克伐药；再加以耗散正气之物，如麝香、冰片、青皮、木香、没药、沉香、香附、丁香、松香、安息香、草蔻、白蔻、乌药等香燥猛烈之耗气药；又复加之攻利之品，如大黄、鼠矢、地龙等。此种毒烈克伐之品，用之一种，虚体尚不可当，况会聚于一丸之内，而人人反以谓补元气之药，殊不可解！

想系其取名之佳，但知有人参而服之，可以身体再造，故喜服之。是何异饮鸩止渴，漏脯充饥哉！无病之人服之，有元气为之支持，服之亦不知不觉。往往见虚弱之人服之，而气即喘促，不可救治者，比比然也，可不畏哉！

世间补药极多，何以不知购服，反以购此大毒大克伐之药，奉为补身之至实。以有限之元气，消耗于无形，欲思补之，而反以大克伐之，愚孰甚也！虽然，亦无怪也，但知有人参而不知其底蕴也。愿世人毋自戕元气而同登寿城，故特将再造丸之内容以敬告之。

医 说

夫具卢扁岐黄之学，以济人利物为怀，谓之良医；若伪术欺人，草菅人命者，谓之庸医。良医必审脉理，察病情，辨经络，别阴阳，知其病根之所在，然后选择古方加减以治之，而病无不愈。庸医既不知脉理病情如何，又不知阴阳经络为何物，胸无成竹，而草草书方，则病不惟不愈，必日益加甚者，此非治病之医，乃催命之鬼也。有病者，可不择医而治哉？

虽然，医亦难择矣哉。在今之世，医者繁多，鱼目混珠，良庸莫辨。欲求其学术精明，见病明察，治病不爽毫厘者，不数数睹。故现今患病者，求医疗治，欲脱离苦海者，戛戛乎其难哉。然而良医亦难做也。良医识见高明，不与庸流附和，庸流必群起而诽谤之、攻讦之。且良医之定方，必超出于寻常，非见病治病之法也。病家必反以谓药不对症，而置之不服。即使病家信之，而旁人必危言以恐惧之，终不能信。虽然，良医之存心，不在于人之信与否也，惟求活人而已。虽百屈百挠，终不肯与世浮沉，而随流合俗。如此则可谓三折肱之良医，造福于冥冥之中，子孙无有不昌者。否则天理昭彰，杀人者即杀自己之子孙，是以庸医之必无后也。

太上曰："祸福无门，唯人自召；善恶之报，似影随形。"孔子曰："积善之家，必有余庆；积不善之家，必有余殃。"孟子曰："祸福无不自己求之者。"太甲曰："天作孽，犹可违；自作孽，不可活。"皆此意也。

中 卷

太仓王汝霖雨三甫著　男达材校

（一）论中风

风为百病之长，善行数变。其中人也，依人之虚实而中之浅深，亦为病之轻重。《内经》云：凡感受一切不正之气，勇者气行则散，怯者着而成病。又云：以身之虚，逢天之虚，两虚相感，其气至骨，人则伤五脏，良工禁之，不能伤也。是则风之伤人，必由于元气之先虚，而后邪风得乘隙以入。良工禁之者，即见有风象，速用大补元气之药以堵截之，不使其入也。且能助怯者，亦得如勇者之气行则散也。时医不知此理，凡见风证，辄用祛风攻伐之药，而不顾其元气。不但病不去而正反先虚，正愈虚而邪愈深入，卒致不救，可不惧哉。仲景云："风之为病，当半身不遂，或但臂不举者，此为痹。脉微而数，中风使然。"又曰："寸口脉浮而紧，紧则为寒，浮则为虚，虚寒相搏，邪在皮肤，浮者血虚。络脉空虚，贼邪不泻。或左或右，邪气反缓，正气反急，正气引邪，㖞僻不遂。邪在于络，肌肤不仁；邪在于经，即重不胜；邪入于腑，即不识人；邪入于脏，舌即难言，口流涎沫。”

由此观之，风之为病，都由于虚寒，或属气虚且寒，或属血虚且寒。

气虚者，必右半身不遂，右手脉必无力。须用**补中益气汤**，加防风、秦艽为使以治之。

血虚者，必左半身不遂，左手脉必虚。须**四物汤**参入**附桂八味汤**以治之。

上半身不遂者，亦由于气虚而清阳不升，用**补中益气汤**。

下半身不遂者，由于肝肾不足，亦用**四物、八味**参合治之。

不识人而舌不能言者，由于肾气不得上交于心，亦因其脉不能循喉咙以挟舌本也，用**河间地黄饮子**治之。

以上各种治法，皆由霖研究所得，用之而无不应验者也。尚有中痰、中气、中恶、中暍、中寒、脱阴、脱阳等证，标证虽与中风相似，实则大相悬殊。要知上述各证，均为类中风而非真中风，如作真中风治，多不救也。

总之标证不足恃，必须据脉以辨之，方可证实其病情。

真中风脉必浮弦有力，左部尤甚。宜用**消风散**去藿朴加白附子、白芷之类。

中痰之脉，右部必弦滑。宜用**涤痰汤**加姜汁、竹沥之类。

中气之脉，右寸必沉涩而有力。如**五磨饮**子类。

中恶之脉，乍有乍无。用雄黄姜汁等灌之，《千金》用**麻杏甘桂汤**治之。

中暍之脉，必洪数。如**人参白虎汤**类。

中寒之脉，必沉迟。如**四逆汤**类。

左三部及两尺脉均不至者，即是脱阴。如**地黄饮子**类。

右三部及两寸脉不至者，即为脱阳。如**附子理中汤**类。

善治者，按脉辨证以用药，无往不利。否则用治一差，性命立休，司命者，可不慎哉。

中风治验

风痱危症治验

罗店市总董陈慕欧，年约六十余岁。由猝然跌仆，即四肢不收，口不能言。由孙诞石介绍给予诊治，切其脉沉微且迟，左脉尤甚。

知其为肝肾两亏，水不涵木。

血不荣筋，木失荣养之机能，故四肢不收，因四肢为肝木之分野也。

其口不能言者，因肾经之脉不能挟舌本循喉咙之所致也。

用**河间地黄饮子**，再加鹿胶、虎骨胶各三钱，溶化冲入服之，十剂而诸恙霍然。

此症现在患者极多，经予用此法治愈者不下数百人。若作中风、中气治之，十不活一矣。

瘫痪宿病治验

刘河花业顾士卿之子，年二十左右。患瘫痪证，请专门风科等医治，愈治愈甚，卧床不起已五六年。予见其形如枯木，四肢拘挛，浑身之大筋，均似螺壳形凸起累累。诊其脉沉微欲绝。

知系气血亏极，阴寒伏于筋络之间，故筋络收引，而四肢为之拘挛也。

用大剂**十全大补汤**加附子、桂枝、木瓜、木通、吴萸等，另加陈酒冲服之，四剂而筋络渐舒，四肢亦略可活动。惟其脉仍微细。

仍照原方加杞子，再用酒炒桑枝二两煎汤代水，再服四剂而筋络全舒，四肢亦可伸缩，其脉渐形有力。

再将原方附子、肉桂、吴萸等减半，又服十剂，而即起床。

火旺血枯类中治验

太仓大桥南首张仲年之侄，年二十余岁。患瘫痪证，四肢不收，百药无效，已半载余矣，乃延予治。诊其脉，左豁大，右沉实且滑。

知其阳明火旺，将精血烁枯，不能荣养于四肢。且脾主四肢，脾胃受病，则四肢为之懈惰，阳明亦不能束筋骨而利机关也。

用**调胃承气汤**以泻阳明之火，参入当归、生地、制毛脊以补血强筋，引以桑枝、桑寄生。服之四剂，手足即能活动。再诊左脉渐有力，右脉已衰。

将原方除硝黄加花粉、金石斛，又服之七八剂而行动如常。

此证现在患者甚多，予用此泻南补北之法治愈者，不下数百人。若作风湿治，多致不起。

中风寒湿以成痹证治验

刘河北市稍金福祥妻，年五十左右。患风痹证，四肢酸痛，不能动弹，已数月矣。予诊其脉，左浮弦且紧，右沉涩。

知其元气虚弱，致风寒湿三者着而成痹之证也。

用**独活寄生汤**，除熟地之滋腻以助寒湿，加术以除湿。黄芪、于术以助正撤邪，服之两剂而诸恙霍然。

如治此证，假使风寒湿三者遗去其一，病必不除。若不用补正，即使治法不差，而病亦不能除。因邪之所凑，其气必虚。若不助正以撤邪，则正愈伤而邪弥炽。今医之喜攻忌补，其能愈病也得乎？

中痰类中治验

刘河西市稍柏仁卿，年四十余岁。患瘫痪证，四肢酸痛，不易活动，且又咳嗽气急。予诊其右关脉沉弦。

知其痰饮伏于中焦，清阳之气，不能实于四肢所致也。

用**控涎丹**五分，嘱其清晨服之。泻后，再日服附桂八味丸一两，嘱其须服至一斤可止。谁知一服控涎丹而其病如扫，竟不服附桂八味丸。后其病又发，仍服附桂八味丸一斤而除根。

（二）论劳损

劳与损均属不足之证，似乎无甚分别。然劳多属热，损多属寒。

劳间或有不足中之实证，尚有形寒发热之风劳，又有皮如甲错、两目黯黑，或有内热之干血劳证。

损为不足中之不足证。越人谓虚而感寒，则损其阳。阳虚则阴盛，损则自上而下：一损损于肺，皮聚而毛落；二损损于心，血脉不能荣养脏腑；三损损于胃，饮食不为肌肤。虚而感热，则损其阴。阴虚则阳盛，损则自下而上：一损损于肾，骨痿不能起于床；二损损于肝，筋缓不能自收持；三损损于脾，饮食不能消化。

自上而下者，过于胃则不可治；自下而上者，过于脾则不可治。盖脾胃为中土，化生万物者也。脾胃一损，则饮食少而乏布化精微，以荣养各脏腑，则脏腑之气血俱竭，故为不治之症也。

是以仲景治虚劳证，用**小建中汤、黄芪建中汤、炙甘草汤**等甘药以补脾胃。脾胃健，则自能生气生血生精生神，无论何脏之损，皆可挹彼注此，以荣养其不足。且培土可以生金，尤为肺损要药。此即《内经》所谓“阴阳形气俱不足者，调之以甘药”之旨，且不至于损及脾胃为不治之症。其用意之周密，治法之精微，可谓神化莫测矣。

霖每遇感受风寒之咳嗽证，即遵越人“肺虚感寒，为肺损之渐”，即用仲景之方，以**黄芪建中汤**，为损证杜渐防微之计，无不应验如神，治愈者不下数千人。奈时医反之，每遇肺虚感受风寒之咳嗽证，皆用辛凉泻肺之品，以助阴抑阳，使损之又损，致成不治之症者，实大背越人之旨。故霖有“外感风寒不可泻肺”之论，以正世俗之误。且越人对于损证，极为郑重。本济世活人之志，诚恐后人误治此证，故又申明治法，为八十一难中最详细者。谓损其肺者，益其气；损其心者，调其荣卫；损其脾者，调其饮食，适其寒温；损其肝者，缓其中；损其。肾者，益其精。《内经》谓“劳者温之，损者益之。”又云：形不足者补之以气，精不足者补之以味。

足证古圣贤之治劳损证，均以甘温之补药为主。至若形寒发热之风劳证，性状虽似实证，然仲景治风劳之**薯蓣丸**，尚以大补气血药为主，稍加和缓之祛风药治之。以祛邪药用于大补药中，则祛邪而不伤其正，且正足自可敌邪。其治法之奥妙，非可以言语形容者。

惟血瘀凝滞之干血劳证，必须认明患者有肌肤甲错、两目黯黑等症，方可用大黄䗪虫丸以驱逐其瘀。其所用之祛瘀药，虽属猛厉，然亦重用甘草、白芍、地黄等补药以和缓之。按仲景制此猛厉之药者，实由于瘀血之日积月累，胶固难化，非用此猛厉祛瘀之法不能除。否则反为姑息养奸之害，以其瘀血不去，则新血不生，惟有奄奄待毙而已。故不得不用此猛厉之药以消去之，使瘀血去而新血生，以复其生生发育之机。且血干体虚，不耐攻利，每服只用小豆大五丸以缓治之。其活人之志，用意之深，为何如耶！

由此观之，古圣贤之治此劳损证，无不亟顾其元气为主。为医者，可不遵从内难两经之旨、仲景之法，以补元气为亟务，而重人之性命哉！

劳损证治验

五脏俱损之极危症奇验

洞庭山刘湘涛，上海庆成庄之经理也。其子年二十左右，始患流注于左腰间三处，中西医药无效，溃烂出水，三年不收口，甚至浑身浮肿，未溃之流注有数百枚，通体无隙处，咳嗽声哑，绝不能发音，气短喘急，不能卧。请苏州上海诸大名家，会以为不治矣。湘涛饮泣吞声，悲伤欲绝。适有嘉定张粲廷与湘涛同事，粲廷述及伊子曾患同样之病，亦百药罔效，幸邀予诊而即愈。故不远数百里，特来邀予至洞庭山。比至诊之，脉沉微欲绝，时时昏晕。

知其阴寒内伏，气竭血凝。议用大剂**十四味建中汤**，并加重别直参一两。服后即能卧下，而气急顿平，得能安寐。湘涛谓如遇仙人，坚欲留予数日。

日诊一次，即将前方除半夏之燥，川芎之散，加象贝、米仁、冬虫夏草等出入加减，五日而浮肿并数百枚未溃之流注全消，又五日已溃者亦完全生肌平复，又十日咳嗽亦愈，而声音已响。

嘱其服**人参养荣汤**一月，而静养一年以复原。共计服别直参一斤余，附桂各四五两而瘳。

此症虽由外证误治而致此，然至浑身浮肿，而咳喘失音，不能卧者，是已形五脏俱损之证也。若非如此大温补，决无生理。现在之医，专尚攻伐，视温补如鸩毒。凡遇虚寒证，必死无疑。此症虽与张粲廷之子病形相同，而病情迥异，一系虚寒证，一系风热证。

张粲廷子亦现咳嗽浮肿，浑身之疮疖累累。医作湿毒治，亦有作风热者，愈治愈甚。予诊其脉左手浮弦带滑，右手虚微。

以其肺脾虚弱，风热蕴结，血液不清，而成此症也。粲廷曰："前医作风热治，病反增剧，恐非风热也。"予曰："彼作风热治，则转剧，我作风热治，未有不愈者。"盖彼用牛蒡、前胡之泻肺风药，肺脾虚极，致成浮肿咳嗽等症，补之尚恐不及，岂可损之又损，其不增剧得乎！予则重用生黄芪、于术大补其脾肺以为君，防风、荆芥、银花、生草祛风解毒以为臣，象贝、云苓、连翘、薄荷清血退肿以为佐使，服之两剂，浮肿疮疖均退。复诊将原方略为更改，又两剂而诸恙霍然。

此二症病形相同，若无辨脉论证之确，如此危险证候，何能见效有如是之速？为医者，可不详辨脉证以治病哉！

童子痨之危症治验

嘉定绅士金伯琴之子，在十五六岁时，患发育不良而成童子痨证。虽日在医药中过生活，终觉无效。后召予诊视，见其气喘咳嗽，即在盛夏，犹着夹衣而身不暖，形肉消瘦，精神疲倦。诊其脉微细欲绝。

知为先天不足，下元水火两亏，以绝其生生发育之机也。虽时值盛夏，然不用大甘温之药，必为不治之症矣。因嘱其日服炙甘草汤一剂，并附桂八味丸一两，并嘱其常服此两药。服之咳嗽、气急均愈，身觉温暖而止。服之一月余而诸恙果愈，身体亦得康健如常。

又童子痨之危症治验

太仓漕总孔渭英之嗣子，在十六岁时，患乍寒乍热，咳嗽频作，气急作喘，不能安卧，迨危象环生，始召予诊。见其形肉消瘦，精神委顿，已成童子痨之极危症也。观前医所开之方，皆属前胡、牛蒡、杏仁、川象贝、桑皮、橘红、苏子、桔梗等泻肺之药。诊其脉，左浮弦且滑，右虚散。

即用**秦艽鳖甲散**，除乌梅之酸敛，加生黄芪、潞党参、炙甘草、大枣以培土生金，服之四剂而诸恙若失。

后用**四君子汤**，除白术之燥，易玉竹之润，加当归、白芍、大枣、饴糖调理十余剂而渐渐复原。

此症系正虚挟风，风入于肝，郁久而化为热，肝木挟风火两邪以侮肺金。

医者不知补肺以袪风热，反倒行逆施而用泻肺之药，以致肺气垂竭，咳尤甚而气欲脱。前医虽用风药，然属泻肺而不入肝经之品。予用秦艽鳖甲散，系专治其肝经之风热，再用参芪草枣以大补其肺，且能助正撤邪，故如此危险证候，竟然药到病除，有如是之速也。

久咳吐血致成劳损危症奇验

茜泾西门外徐晋卿，年三十余岁。始患咳嗽，继则吐血，百药无效，卧床不起者已将一载。召予诊之，见其形肉削尽，犹幸胃口尚佳，精神不甚委顿。切其脉，右寸关沉弦。

知系支饮伏于胸膈间，水气射肺而致此咳嗽。咳久伤肺，故见血也。忆及仲景有支饮家，咳烦胸中痛者，不猝死，至一百日或一岁，宜十枣汤治之。此症适合仲景之法，药虽猛厉，然不服此，永无获愈之日。倘再姑息，命将不保。不如乘此胃气未败、元气未漓之时，速用此驱逐支饮最猛厉剂之为愈也。

因即用甘遂、大戟（俱面裹煨）、芫花（醋炒）各五分，共研末。嘱其每用五分，再用大枣十枚煎浓汤，在平旦时服之。迨泻后接服附桂八味丸四钱，一日三次，日日照服，使其余饮从小便而出，且可使脾胃强健，而饮邪自化，如果咳嗽不愈，嘱其隔五日再照前法服此药末五分。谁知一服即愈，不须再服矣。

仲景之法，真神矣哉。今医每谓古法不合今病，而皆杜撰新方，以为能事。然久病能一服即愈者，除此古方外，未之见也。

久咳成劳危症奇验

太仓西门外名医郑也涵之母，年六十左右。患咳嗽症，百药罔效，不起床者已数月矣。邀予诊治，见其形神憔悴，且觉身寒凛冽，指尖不温，咳以晨间为剧，连声不止，甚至气不能回而欲绝，其脉左关弦滑且实。

知系肝经之风火旺盛，以上侮肺金之候也。即用龙胆泻肝汤，重用柴胡加防风以祛风清火，并加黄芪以补肺制木，使木不敢夹风火之威以侮肺金，再加白蜜以润肺，且解龙胆栀芩之苦以败胃。服之四剂而咳即止。后用异功散加白芍、钩藤、石决、大枣、白蜜等调理之，即能起床。

此症虽属肝火炽盛，既不发热，又不口渴，反身觉寒凛，指尖不温，若不按脉理以证实之，谁识其为风火两邪蕴伏于肝之证，而敢用龙胆泻肝汤绝不对证之药哉。孰料服之竟应验如神，岂不奇哉。

（三）论鼓胀

朱丹溪曰："脾具坤静之德，而有乾健之运，故能使心肺之阳降，肝肾之阴升，而成天地之泰，是谓平人。"今也七情内伤，六淫外感，饮食失节，房劳致虚，脾土之阴受伤，转输之官失职，致阳升阴降而成天地不交之否。清浊相混，隧道壅塞，郁而为热。热留为湿，湿热相生，遂成胀满，经曰鼓胀是也。以其外虽坚满，中空无物，有似于鼓；以其胶固难治，又名曰蛊，若有虫侵蚀而有蛊之义焉。宜补其脾，尤须养肺金以制木，使脾无贼邪之患。滋肾阴以制火，则肺得清化之令。却咸味，断妄想，无有不安。医者急于取效，病者苦于胀满，喜用利药以求通快。不知宽得一日半日，其胀愈甚而病邪甚矣，元气伤矣。

又曰水病当以健脾为主，使脾实而气运，则水自行，宜参术为君，视所夹证加减。苟徒用利水药，多致不救。按其所论治水治鼓之法，均以健脾为主，果属扼要之法。盖脾为中土，土实则堤岸巩同，邪水焉能泛滥为害哉！况脾土一健，水湿自能运化，而胀满亦可不治自愈。

虽然，用参术以培土制水，不过对于脾不运化其水湿者而言。至于下元之水火两亏，致膀胱之气化不行而成者，决非参术之健脾者所可疗也。然脾不运化与水火两亏，何以别之？曰："必须察其脉理可知。"

凡右寸关脉较两尺尤虚者，是脾虚之证。

若左三部及两尺脉较右寸关尤虚者，即为水火两亏之证也。

惟肾虚者，不可误补其脾，误补则无益而反损。盖补脾之药，不利于肾虚之体，以土克水故也。而补肾之药，尤可以健脾，以肾为脾胃之关，且命火可生脾胃之土也。

治鼓之法，非温暖其水脏不为功。故李念莪谓诸湿肿胀，皆属于脾，其本在肾，其末在肺。又孙真人谓补脾不如补肾，即此意也。故患水火两亏之证者，必须用**附桂八味丸**以补其肾与命火，则不但可以健脾，抑且为利水之圣药。盖肾司二便，肾中之水火足，则二便自利。且肾与膀胱相为表里，肾气一足，则膀胱之气化亦足。

霖用此药以治愈鼓胀及水肿者，约有千余人之多，实属下元虚寒证之无上灵丹也。至于湿热内郁而成此等证候者，间或有之，惟十中不过一二。

如患湿热内郁，脉必沉实且数见于左部，可用**四苓散**参入**滋肾丸**或**六一散**等；见于右部可用**大承气汤**下之。

至于寒湿痰饮而成此证，犹属少数，脉必沉弦见于左部宜**五苓散**；见于右部宜**控涎丹**，或**十枣汤**等。

又若气鼓、血鼓两证，气鼓必右寸关沉涩有力，而其胀必在脐之上，宜用**平胃散**加**枳实**、**槟榔**等治之。

血鼓必左关尺脉沉涩有力，其胀必在脐之下，且皮肤晦暗，筋络青紫，宜用**抵当汤**以治之。

若欲知其病之缘由，必须辨别其脉之明确，庶照法治之，无有不效。此属霖经验所得，故特表而出之。

鼓胀治验

单腹鼓危症奇验

浮桥南新桥蒋少卿，年四十左右。患单腹鼓，百药不效，卧床不起者，已一月余矣。饮食不进，气息奄奄，诸医以为不治矣。因其戚黄瑞林，曾患同样之症，经予治愈，由是而介绍之。见其腹胀大无伦，皮几欲裂，大小便均秘。其脉左微细欲绝右关沉滑。

知其宿积窒寒于胃中，中焦之气机停滞，而膀胱之气化亦绝，殊为危险。即用土郁夺之、水郁泄之法，以**大承气汤**，同**附桂八味汤**、**枳术丸**等，掺和而用之。

服之一剂而大小便即通，腹胀亦去其半。再诊其脉，右已平，左仍虚细。

乃单用**附桂八味汤**，服之七八剂，而胀即退尽。

此症危险已极，而用一补一泻之法，竟起死回生。若非识病真确，用药奇特，焉得而挽救哉。

又单腹鼓危症治验

太仓城内过稚云，年四十余岁。患单腹鼓证，经治数医，愈治愈剧。予诊之时，已腹如抱瓮。形肉消瘦，得食则胀且痛。其脉左浮紧，右沉细。

即用**附子理中汤**，加麻黄、桂枝、茯苓、青皮、陈皮。嘱其服两剂，除麻黄再服两剂。复诊，其腹已宽，而食则不痛。左脉之浮紧亦除，惟右部仍弱。

再照原方除麻黄加肉桂、白芍，嘱其服十剂，腹胀全退。

其始诊左脉浮紧者，是寒邪伏于足太阳之表分也，故用麻桂以疏散之。右脉沉细者，系脾肺虚寒证也，故用**附子理中汤**以温补之，加青皮、陈皮、茯苓以调和肝胃之气。此即塞因塞用之法。古贤谓鼓胀一证，不脱肺脾肾三经。兹用**附子理中汤**以大补其肺脾肾，而再以疏散其膀胱经之寒邪，则膀胱之水道得利，又以调和肝胃之气，则胀不治而自愈矣。

气虚胀满致成单腹鼓危症治验

罗店绅士孙诞石之兄叔虞，年六十余矣，患胸腹作胀。时医用消导利气药，病尤剧。召予至，见一医已开大承气汤于桌上。切其脉，左沉微，右已绝。见其胸腹凸起，按之板硬，如鼓皮之紧绷，水浆不入于口者数日矣。自谓胸中有物窒塞，致气亦不能呼吸，求为开通之。予问其家人，桌上之方，服过否。曰未也。

予曰：未服此方，或可挽救。即用**大建中汤**，以别直参一两、蜀椒三钱、炮姜二钱、加真于术、杞子各一两、制附子三钱。嘱其煎浓，冲饴糖一小杯，频频服之。

俟予出，曾开**大承气汤**之医（系其亲戚）即来视予方。咋舌而谓其家人曰："若无病之人服此药，尚且作胀，况胸腹之胀硬如此，而再用此大热大补之重剂，岂非胀上加胀乎，不服此药，或可稽延时日，若服此药，则速其绝矣。"家人闻其说，则犹豫不决。孙诞石曰："数年以来，吾家数人之危病，均经王某用特别法治愈。如不服此方，命恐难保。"经其力谏，始从之。初服只可受一二匙，后即渐渐增多，腹中作鸣，而自谓胸中爽适，频催续服。服之两剂，其胸腹之胀硬，即变而为柔软矣。水浆不能进之胃口，竟然欲思饮食矣。

此症虽由于脾胃虚极，中阳衰败。实则以下元真阳衰微，不能生火以燠土，致运行输化之机截然停滞，而致气虚中满。再服破气伤脾之药，耗散其中气，催绝其脾胃，故现此至虚有盛候之证也。予即以《内经》塞因塞用之法，再以仲景之治胸腹作痛，出现有头足、手不可触近者之方，竟将九死一生之病而挽回之。古法古方之神且速，有如是哉。

血鼓单腹鼓治验

茜泾南门外吴梅林之妻，年三十左右，患单腹鼓。医用舟车丸泻之，而胀尤甚，致形神疲倦异常。予见其腹皮晦暗，筋络青紫，切其左脉弦涩。

知为瘀血凝滞于内，而成血鼓之证，即用抵当汤。服后如猪肝之瘀血块果下不少，而腹胀顿宽。再嘱其日服韭菜汁三杯，约十日后而痊愈。

（四）论噎膈

噎膈之证，古人都以为气血两虚、津血枯槁而成。然究其根源，奚止此也。

饮食不节，致伤脾胃。或寒痰凝滞，或痰火盘踞于上中二焦。或下元火衰，不能腐化谷食。或水饮内阻，食积内滞。以及肝气不舒，肝火上冲，均得而成为此症。总之，因有所阻碍，致食不得下，即下亦必吐出，病形似同，而病情迥异。

如欲治疗应验，必须识病之根源。欲识病之根源，非精察脉理不可。

如右脉微细者，乃脾胃受伤之证也，宜用**六君子汤**加姜汁大枣以治之。

如右脉迟弦者，是寒痰凝滞于上中二焦之证也，宜用**二陈汤**加重姜汁以治之。

若肝火上冲者，左关脉必洪滑有力，是其火在气分也，宜用**代赭旋覆汤**，加钩藤、石决、薄荷、夏枯草以治之。若左关脉沉实且滑者，是肝火在血分也，宜用**龙胆泻肝汤**，加川连以治之。

若系下元火衰，两手脉必沉微，两尺尤甚，或浮散无根者，宜用**附桂八味汤**以治之。

若右关脉沉滑者，是食积内滞之证也，宜用**保和丸**，加瓜蒌、鸡金、元明粉以治之。

倘右关脉弦滑者，是痰火伏于胃脘之候也，宜用**导痰汤**加瓜蒌仁、风化硝以治之。

至于水饮内阻，脉必沉弦见于左部，宜用**五苓散**。见于右部宜用**控涎丹**。

又有水饮证，脉现浮弦者，是其饮邪在肺之候也，宜用**小青龙汤**。

更有肝气不舒，以犯胃者，脉必左弦右弱，宜用**逍遥散**。加青皮、川芎以治之。

至于津血枯槁，脉必细涩，口必燥渴，宜用**韭汁牛乳饮**加减治之。古人云：“饮可下而食不可下，槁在吸门。食下胃脘痛，须臾吐出，槁在贲门。此上焦名噎。食下良久吐出，槁在幽门，胃之上口也。此中焦名膈。朝食暮吐，槁在阑门，名反胃，治以**韭汁牛乳饮**等。”朱丹溪亦谓用牛乳补血等药以濡润之。是古人之于此症，多以津血枯槁而言，可谓知其略而不知其详，知其然而不知所以然也。

据霖经验所得，已有上述各种病情，然恐不止此也。端赖据脉辨证，详察病源，否则恐亦难臻于尽善也。无如今之医者，对于此症，不辨病情，每用香燥破气之药，倒行逆施，多致不救，殊可慨矣。盖此症都由脾胃虚惫，气不乾健以运行，致成痰饮食积，不能运化以为患。若用香燥破气以再伤其脾肺，可乎？且肝火肝气之为病，尤须补益脾肺为亟务。是以仲景有治肝补脾，为上工治未病之法。以肝病必犯脾胃，补其脾胃，不独脾胃强健，而肝亦不敢犯其所胜。且脾土一旺，自能生长肺金，金可制木，而木自得平，自有一举两得之妙。若用香燥破气之药，以竭其胃液而耗其肺气，适与仲景之法背道而驰，不死其可得乎。

噎嗝证治验

痰嗝宿病奇验

常熟巨商江伯渔之母舅（姓名已忘），年五十余岁，患呕吐证。初则食厚味始吐，越十余年，经治数十医，不但无效而反加剧。甚至每日所食之物，必至晚间吐去方可就寝，否则懊侬不得眠。其脉右关尺沉弦。江伯渔乃挈引至沪某医院，用爱克司光镜照之，谓大肠上口有疙瘩一枚，必须割去可愈。病人不从而罢。是晚宿于梅庭坊同益公号内，予适在焉。缘同益公主人沈益甫患哮喘证，其妻患肝气痛病，百药罔效，均经予一治即愈，乃深信而力荐之。病人自以谓苏省名医皆已诊过，均愈治愈甚，故予之不信中医非无由也。况医院谓若欲病愈，必须割去疙瘩，岂有中药能使消去者乎？惟有听死而已，决不再服中药。沈益甫至予前详述此种病情。

予曰：此为痰饮证，与太仓漕总孔渭英之病情相同，亦十余年之病，经治数十医无效，予一治即愈。照此病证，经予治愈者已属不少。沈益甫即照予言述之。讵料彼与孔渭英亦相识，知其病由予治愈，始允就诊。诊其脉，右关尺沉弦。

是痰饮无疑，即用**控涎丹**五分与**附桂八味丸**四钱并服之。是夜即不吐而安寐。次日诊其脉，弦象已去其大半。

即遵《内经》“大毒治病，十去其六”之义，**控涎丹**不可再投矣。即用**苓桂术甘汤**加半夏生姜汁服十剂，再嘱其并服**附桂八味丸**二斤，使其命门火足，既可生土，又可化膀胱之气，则土健运而饮邪无容留之处。且膀胱之气化一足，则水气俱从小便而去，有何饮邪之患哉。从此十余年百药无效之沉疴，竟然药到病除，永不复发。药之对病，其奏效有如是之神速，岂不奇哉。而医院谓肠上有疙瘩，其可信乎？况瘦如枯柴、元气耗极之老人，何堪再受此重大痛苦，岂非荒谬之尤者耶！

酒嗝病治验

新塘市绅士郑子安，年三十左右，素嗜曲蘖。患咳呛噎嗝证，经治数医毫末无功，甚至食不能进，得食即吐。予诊其脉，左关弦滑且实，右三部均沉细。

即用**龙胆泻肝汤**，掺入**异功散**加川连、鸡距子，服之三剂而诸恙霍然。

盖此症由于肝火内燔，肝木夹火以犯脾肺之证也，故用一补一泻之法。使有余者，不致克其所胜，而不足者亦能抵御其所不胜。况肺金一足，自能克制肝木，则一举而两得之。此即仲景治肝补脾，为上工治未病之法。亦即《内经》“有余者泻之，不足者补之，以协于平”是矣。

又酒嗝危症治验

刘河王静兴，年三十左右，喜杯中物，食则泛恶。经沪上诸名家治之，均无效。胸膈胀满，水浆不能入口，入口即吐。予诊左脉弦滑且急。

用代赭旋覆汤，加钩藤、石决、川连、于术、茯苓、泽泻、青陈皮。服之两剂，胸膈即宽，而能进食。再诊左脉仍弦滑。

即照原方除川连，又服之两剂而瘳。

此症与郑子安之症，似同而实异。虽同系肝木盛及脾胃虚，而一则肝火盛在血分，一则盛在气分。故治法虽同，而用药则异，奏效皆捷。倘易而治之，则二者皆属膈膜而无效矣，故并录之。

痰饮成嗝奇验

刘河寿庵毛仲良，年二十余岁，患胸膈胀满，咽喉梗塞，食不下咽，水浆亦入口即吐，经治数医无效。予诊其脉，右寸关沉弦。

知为悬饮阻于胸膈间之候也。用二陈汤加生姜汁，并吞控涎丹七分，一泻而愈。

照此法治愈此种病者，约有数百人。惟必须右手脉沉弦者，用之无不应验如神。

水逆成嗝奇验

刘河袁梅亭，年四十余岁，患喉间窒塞，胸膈满闷，水浆入口即吐，百药无效。予诊其脉，左三部均沉弦。

知为膀胱之气化不行，致成水结胸之证也。用**五苓散**服之，一剂通，二剂愈。

以上两证，一系右手脉沉弦，是水饮在脾胃之证也，故用**控涎丹**泻之，使其从大便而出；一系左手脉沉弦，是水饮在水道间，故用**五苓散**，使其从小便而去。假使易之以治，即属攻伐无辜，不但不效，反为加病。此犹同是水饮而治法尚异，况不知为水饮者乎！

（五）论阴盛格阳、阳盛格阴

天以阴阳化生万物，而万物得以长成。人以阴阳护养身体，而身体得以健全。人身之阴阳，得调和而无病，亦犹天地之阴阳，行常道以化生也。《内经》云："阴平阳秘，精神乃治。"又以人身为一小天地，对于阴阳，最为注重，而不可偏胜者也。若有偏胜，即疾病从生。如《内经》云："阳胜则热，阴胜则寒。"阳虚生外寒，阴虚生内热。此乃阴阳偏胜之为病，犹属经常之理，人所共知，而医治犹不致大误。即使误治，亦无立时有性命之危。以其所患之病，犹属平常者也。至如物极必变，竟有水极如火、火极如水之象。即所谓阴盛格阳、阳盛格阴之证，亦即《内经》所谓重阴必阳、重阳必阴，并寒极则热、热极则寒，及重寒则热、重热则寒之旨。此乃寒热之偏胜，超于极点所致。现在此种证候极多，人所不知，因误治致死，可胜数哉。

爰以经验所得，将阴盛格阳、阳盛格阴之证以申谕之。

夫阴盛格阳之证，其病由虽非一端，总属病人身体薄弱，将息失宜所致耳。或由阳虚之人，患小感冒，误服辛凉攻伐之药而致者。或由夏天多食生冷，汗出太多而致者。或由房劳过度，肝肾两亏而致者。或由内伤各症，误作外感治而致者。其病由虽不同，而病情则无殊，何也？以同是元气亏耗，阴寒内甚，真阳散越于外之证也。视其病状，比诸实热证反甚。甚至面赤唇焦，神昏不省。或烦躁而坐卧不宁，言语错乱，甚或扬手掷足，惊狂无措，膂力过人，莫能制止。又或火不化津，且火浮于上，而欲饮冷，惟愈饮冷则心坎愈热。种种热极之现象，何人得而知为极虚极寒之证，敢用大热大补之药以治之耶。但此外表之证，终不可凭。必须精察其脉理，则真假可立判矣。

真热之脉，必有力有神而有根。惟此证之脉，沉微欲绝，间或有浮大且数之象，重按之亦必全无。此即阴盛格阳之实据也，非用大热大补之药，决无生理。惟治此证，尚有气血之分别。如脉左虚甚者，补血为主。右虚甚者，补气为主，依法用之而无不效者。予生平治愈此等证候者，不下数千人，竟百不失一。如服寒凉，下咽即毙。按此证在夏秋之间为最多。以人在夏间，内阴而外阳，加以多食生冷等物，且汗多足以亡阳。故此证在夏秋间为极多。人皆曰夏天皆属大热证，吾则曰夏天多属阴寒证。人皆曰长江以南多温热证，吾则曰长江以南多亡阳证，何也？以长江以南之人，体质薄弱，一遇天气炎热，真阳容易走泄。是以《内经》有“东南之气，收而温之”之句。王冰亦有“东南人腠理疏而食冷，故宜收宜温”之注释。足见真理所在，非臆说也。无奈时医一误于王叔和至夏变为热病，再误于陈平伯、王孟英辈为长江以南多温热病之说，故一见热证，均作温热病治，至死不误。而世人之遭此夭枉者，何可胜计。《内经》云：“阳气者，若天与日，失其所，则折寿而不彰。”为医者，何为乎喜用寒凉攻伐，以消灭其若天与日之阳气，而折人之寿耶。

再阳盛格阴之证，虽不若阴盛格阳之多。惟不知脉理者，终被误治而死。盖此证阳盛于内，而格阴于外，轻则手指冰冷，重则四肢厥逆，甚则恶寒战栗。即仲景所谓热深厥亦深，亦即《内经》所谓“诸禁鼓栗，如丧神守，皆属于火”之证也。且此证由于郁火炽盛，将五脏之阴驱逐于外，亦极危之候。惟此郁火内伏，虽不脱于足厥阴经，然其传变，并无一定之经。若不精明脉理，即使知其为阳盛格阴之证，若非用专达其经之药，不但病不除，抑且攻伐无辜，必致无益而反损。

何况时医深于世故，务求不失人情，见热用寒，见寒用热。既不负丝毫责任，又可免旁人议论，以为保全名誉之计。是以世界患此阴盛格阳，阳盛格阴之证者，竟百无一生。吁！可胜叹哉。

阴盛格阳治验

心如热油煎之，大热证用大热药奇验

嘉定县商会总务主任吴颂和，年五十余岁，体素阳虚，多食瓜果生冷等物，六月中忽起疾病，头晕目花。医误用清暑药，致身热如烙，目赤神昏，烦躁而坐卧不宁。恣饮西瓜露，愈饮则愈热，自谓心如热油煎。予诊其脉，沉微欲绝。

知其为阴盛格阳之证。即用**人参养荣汤**，加附子、炮姜各一钱。其亲友见予所定之方，咸以谓如此大热证，在此大伏内而再用如此之热药，决无如此之治法。予曰："此名假热证，若不用热药而用凉药服之，即亡阳而死。但此热药，必须墩在冷水内，待冰冷后服之，以假骗假，无有不效者。"众皆迟疑不决。

予曰："若今日不服此药，恐不能过半夜阴极时矣。"果延至晚间，其神昏烦躁，身热更甚。予急催之

曰："如再迟延，恐不及矣。况予与延彼为知交，若诊之不确，何敢用此反治之药，重害其性命乎！予生平治愈此等证者不下数千人，如服之不愈，吾愿任其咎。"众见予如此坚决，方敢照法服之。服后烦躁渐定，渴饮亦解，得能安寐。

次日又请西医打针服药，以致烦躁身热更甚，两足冷至膝上。诊其脉，现浮大无根。

知系西医又复误治，无根之火上冒尤甚，两足冷至膝上，危险极矣。因急用昨日原方加倍之量，再加别直参、杞子各一两，以培土埋阳，而育阴潜阳。仍使冰冷服之，而烦躁顿宁，神志亦清。后续照此方连服七八剂而瘳。

亡阳危症奇验

嘉定秦介帆之子，年约十三四岁，感受阴暑证，与吴颂和同时起病。医用白虎汤治之，顿然神昏不省，谵语发狂，将门帐衣衫尽行扯碎。与茶饮，将茶壶嘴咬去。予诊之，见其身热面赤，扬手掷足，且不识人。其脉浮散且数。

知系阴寒证，误服大寒凉药，是速其真阳之亡也。仲景云：亡阳者必惊狂，起卧不安者，即其证也。以误治而速其真阳之亡，则心火代君之位。君无所主，则十二官危。其所受之苦楚，如摧肝裂胆、剜去心肺一般，故现至忿至怒之状态，亦即表示阳气欲脱离躯壳之征象也。

此证危险已极，非用大热大补以厚土埋阳、树帜招阳之法，断无挽求之术。即用**附子理中汤**，加入补血宁神、收敛阳气之品。方用别直参、于术各一两，炮姜、制附子、半夏、炙甘草各三钱，杞子、归身、龙骨、牡蛎各六钱，茯苓、茯神各四钱。嘱其冰冷服之。一剂而身热退，神志清。转方将参术姜附各减半，又二剂而瘳。

如经时医续治，必遭枉死。此子适招予诊而获痊可，亦云幸矣。

阴盛格阳证误治致死

嘉定蒋菊舫，年五十左右，与吴颂和同时起同样之病，亦身热如烙，面赤神昏，烦躁不宁，言语错乱。金伯琴先生见予治愈吴颂和之病，遂召予诊治。切其脉，则觉浮大且散而无根。

知其为阴盛格阳之证也。因用**十四味建中汤**加炮姜一钱，嘱其冰冷服之。

其婿亦为医，见予方，口虽不言，而心实非之。迨予出，其婿与金伯琴先生曰："在此天气大热之际，患如此大热之证，决无如此用大热大补药以治之者。"因之金伯琴先生出谓予曰："先生所开之方，其婿大不赞成，现召城中诸医并诊之。"

予曰甚善，惟此证大忌寒凉药，否则至半夜阴极时必死矣。予是夜宿在商会，次日金伯琴先生来，连叫数声王仙人。予莫名其妙，问其故。曰：“蒋菊舫之病真应先生之言矣。诸医共议用白虎汤，服下而病即加重，果在半夜时死矣。言验若此，岂非仙人乎？”

阴不恋阳，阳亡于外之治验

嘉定县长陈传德夫人，年四十余岁。在夏秋之交，患身热如灼，夜间尤甚。诸医用清凉解暑之品，热势更甚，且时时昏晕。由农民银行分行长潘指行，因予治愈其夫人二十余年之休息痢，并其子极危险之伤寒证，故深信而介绍之。予诊其脉，浮散无根。

即用**右归丸**作汤以温益下元。服之两剂，其热即退。

盖脉现浮散无根者，是下元虚寒、真阳逃亡于外之候也。其真阳之所以逃亡者，由于真水不足，水不济火，故火在上而成火水未济之象也。其真水一虚，则阴失其主。故至夜间，热尤甚也。用**右归丸**以补其肾中之水火，即王太仆谓“壮水之主，以制阳光”，亦即李士材所谓“欲收拾其散失之元阳，必须用辛热同类之物，据其窟宅而招之，自然望帜而归原矣”。即此意也。

肾虚真阳散越之危症治验

刘河汪祉繁夫人，是黄颂声先生之胞姊也。在夏秋之交患发热证。医作暑热治，则热尤剧，甚至神志昏昧，时时昏晕，至晚则尤甚。颂声先生邀予诊之，见其面赤唇裂，舌短音微。其脉左不至，右微细。

予曰："此系下元虚寒，元海无根，龙不藏窟，浮阳飞越于外之候也。若不大补其金水而用引火归原之法，此火终不能息。况真阴真阳并竭，危在旦夕矣。"因是拟大剂**附桂八味汤**，掺和**生脉散**。无如其家人均不信任，以为热证而在此天气炎热之时，用此滋腻大热大补之药，决无此理。置之不服，后身热昏晕尤甚。经颂声先生再三申辩，始试服予方。果身热渐退，昏晕亦定。

复诊，左脉虽复，而犹沉微。

仍照原方加杞子，又四剂而愈。

误治阴盛格阳证之因果

娄塘花业巨擘陈凤鸣，年四十余岁。秋间在沪寓患疟。以多服攻伐药致元气大损，而身热不退。因身热不退，再投以大凉表药，不料热尤甚，而神志昏昧。适有其嘉定分行经理吴东如者，经予治愈其年久不愈、百药无效之痰喘证，闻凤鸣病重，特遣学生邀予至中。迨至其寓，已有沪上五大名家，以及娄塘周子瑜医生，围坐一桌，盛馔纵饮，互商治法，意气高扬。见予衣衫朴素，竟不睬。主人不予招待，甚至一茶之微亦不供给。度其意，以为既有五大名家诊治，似有泰山之靠，何用草野之辈，再来多事？惟予以吴君介绍之诚，即本医者活人之旨，径进诊察。见其面赤戴阳，神志不清，掷声断续，脉象沉微欲绝。

因见五医之傲慢太甚，不敢征其同意，竟不予推让，奋笔直书。将其病情辨别清楚，并将其所现之假热，由于元气虚极、真阳将亡之理，证之以《内经》寒极则热、重寒则热、重阴必阳等训。以及仲景少阴证身热面赤咽痛用通脉四逆汤，并张景岳、薛立斋所说之阴盛格阳证，必须用甘温治大热之法。

以人参养荣汤加半夏、茅术、附子，方中之所以用半夏茅术者，以其病由疟起，即《内经》所谓“夏伤于暑，秋必痎疟。”后喻嘉言谓必有长夏伤于湿，为《内经》之阙文，疟症必由感受暑湿而起，故用**消暑丸**（半夏云苓甘草名消暑丸），并茅术以治其疟之根源。凡因疟而误服凉表药，致身热不退、神志不清者，如服此方，无不即愈。生平已治验数千人，百不失一。

谁知五医见予方而大诋其非，唆使病人之子，将方掷予前而质问之曰：“当今天气炎热之时，众医皆曰湿温证，大忌温补。如此大热证，再用此大热大补之药，直火上添油。”不待予答，即将方撕之粉碎。予以受辱如是，即不辞而出。病人越两日而死。

遍观现在医者，但知见热用寒，每不根究其病源，虽日杀数人而不知悔悟。见有见识不同之医，反从而妒忌之、谤毁之，使无容身之地，可胜叹哉！陈凤鸣死后，其家人至嘉定乩坛招凤鸣魂至，问其苦乐如何？判云：周子瑜在沪行医，予竭力为其介绍，及至吾病，因被其误治而加剧，尚其余事。后再妒忌王雨三医士，阻服其药，致于枉死，言之痛心。兹已告在阴司，必欲其偿命而后已。不一月，周子瑜果死，诚奇事也。后撕方者之妻亦病，又来召予，予恐再受撕方之辱，固辞之，其妻不久亦死。回思当时，彼既省悟而来召诊，理应既往不咎，乃因一时气忿而固却之，每一念及，深为不安。

阳盛格阴证治验

四肢厥冷，呃逆，气将断绝之危症奇验

罗店王仲佳，年二十余岁，患四肢厥冷、头旋目花等症。时医用桂枝、吴萸等药，变为呃逆不休。又用丁香柿蒂汤而呃逆尤甚。继请沪上恽大名家诊视，认为金虚不能制木，用生脉散掺入代赭旋覆汤。治法固属出众，谁知服后不但呃逆不止，甚至气不转运，升之不能降，降之不能升，大有垂绝之概，举家张惶无措。其嫂力促请予，谓家人曰："我前年曾患劳怯证，就治苏申诸大名家，均无效。卧床不起，自以为必死矣，幸请浏河王某治之而获痊。"乃亟使人来邀。俟予至，阖家哭泣甚哀。谓予曰："病人停止呼吸者，已将一刻矣。先生既来，姑请视之。"予见病者，气虽似无，而面

色未变，手足虽冷，而身尚温，右关脉尚现沉滑且实之象。

因思呃逆而气不能回者，由于胃火旺盛，上刑肺金，肺气不能下行所致，理应用**调胃承气汤**，以泻其胃火，使肺气得以下行。但胃中虽有实火，而正元已竭，如用**调胃承气**，恐大黄之苦泄以重竭其胃气，又恐煎之使服缓不济急。因急用鲜金斛半斤，打烂绞汁，同元明粉五钱化水，再加白蜜一两，一并调匀，将口撬开，以竹筒插于喉间而灌之，渐灌渐苏。再嘱其将石斛渣煎汤，仍冲入元明粉、白蜜、梨汁频频与之，更嘱其常服梨汁。惟呃逆虽减而未止，右关滑实之脉亦未靖。幸气得转运，而呼吸已匀。

因思此胃火，非用大黄不能去尽，乃用**调胃承气汤**，加西洋参六钱以攻补兼施，既可清肺，且能助肺气之升降顺利。服后呃逆顿止，而欲思食。唯嘱切忌磷质之米食，以免资助胃火。须常服天花粉大麦粉粥，并梨汁等清胃润肺之品而获痊。

战栗腹痛昏晕之危症奇验

罗店朱礼镛，年约三十余岁。患腹中绞痛，四肢厥冷。自以为欲后受寒，时医以温热药投之，腹痛更剧，甚至咬牙战栗腹胀如鼓，时时昏晕。比予至，有嘉定殷医之药，幸煎而未服。视其方，重用附桂炮姜吴萸等。诊其脉，左关浮洪且弦滑，右关沉实且滑。

知系风热郁遏于厥阴肝木，得风火以相助，致刚强莫制，而犯其所胜。又以阳明之火旺克金，肺金失制木之权，风火相煽，木土交战，而酿成此种之危象也。因亟谓之曰，若服殷医药，必不能救矣。即用**防风通圣散**，去麻黄之辛热，加入柴胡三钱以疏风平肝，重用硝黄以荡涤其实火。二剂而腹胀痛均愈，四肢渐温，脉转和缓。

改用**清胃散**，重加柴胡薄荷又服两剂而痊。

此病标证均现极寒之象，且自认为欲后受寒，若非精察脉息，何能洞悉其相反之病情。而用此大攻表大凉泻之厉剂，使其起死回生乎！

热深厥亦深之危症治验

嘉定陈鸿实，年约三十余岁，患四肢厥冷、形神疲倦等症。时医用桂枝、干姜等，病反增剧。延予诊之，见其寒战咬牙，盖被数重，而犹谓如卧冰窖中。切其脉，左关沉实滑数。

即用**龙胆泻肝汤**，加川连石决，服之两剂而瘳。

此症系邪火郁遏于厥阴经，致木火自焚，将五脏之阴，尽行格之于外。即仲景谓热深厥亦深，亦即《内经》所谓重阳必阴，并诸禁鼓栗，如丧神守，皆属于火之证也。其所现假寒之标证，比之真寒证为尤甚。若不以脉理而审辨之，何能悉其病之实情。不悉其实情而治其标证，是何异操刃以杀人。

阳盛格阴证死而复活之奇验

新塘市郑健甫，年约四十左右，患恶寒战栗、四肢厥冷之症。时医用温热药，致咬牙身振，而时时昏晕。诊其脉左关沉滑且数，余部均绝。

予曰：此由肝火炽盛，正气垂竭，即热深厥亦深之症也。尚有一部肝脉未绝，或可挽回于万一。谁知拟方未毕，忽闻楼上哭声，询之云已手足挺直，目珠不动矣。再诊其脉，左关尚未绝。亟用羚羊尖磨末五分，用别直参一两煎汤，调入羚羊末，将牙撬开，插入竹筒灌之。约时三刻而渐苏。次日复诊，见其神志清醒，六脉俱复，惟左关之滑数未靖，四肢尚未温暖。

仍用别直参一两，改用石决明三两、钩藤一两、薄荷三钱，以代羚羊之贵。嘱其再服两剂，而病即霍然。

按此症情，即医者识为阳盛格阴之证，若不用大补元气，并专达其经之量少力大之药，决难挽救。兹仅藉一补一泻之药，得能起死回生，岂不奇哉。

（六）论通因通用、塞因塞用

尝观时医只知通则用塞、塞则用通，除此之外，则束手无策矣。要知通则用塞、塞则用通，乃通常之治法，人所共知者也。至若大实如羸状、至虚有盛候之证，亦以通常治法，见其羸状而补之，盛候而泻之，必病势转剧，立至危殆。为医者，岂可仅引通则用塞、塞则用通，以害人之性命哉。

须知病形之变化莫测，五行之胜负不常，甚至内伤与外感相混，虚实之真相难明，认其是而适其非，作其真而偏为假，是岂通则用塞、塞则用通而能治其病哉。故《内经》有“通因通用，塞因塞用”之法。其用意之深微，治法之玄妙，盖恐后人只学通则用塞、塞则用通，不求深造而仅求皮毛之故耳。惟欲知通因通用、塞因塞用之奥旨，必须精明脉理，详察病根，以拔本塞源之法，而治凡百之病，庶乎近矣。

通因通用法治验

久泻危症用神奇法治愈

刘河瞿祥卿之子，年约二十左右，患泄泻如注之症。时医或用利水，或用温燥，或用涩敛，均属无效。延已匝月，危在旦夕矣。予见其形容憔悴，食不欲进，疲惫不堪，泄泻仍频。切其脉，左浮紧，右虚散。

予曰小溲必不行，渠曰小便数日不解。即用**麻黄汤**加别直参六钱，煎服一剂，而泄泻顿止。用麻黄汤而治久泄，为亘古以来未有之治法。予因其脉浮紧，为必用麻黄汤，缘其水不归入膀胱，均归于大肠而出者。由于寒邪外束，以闭其毛孔也。毛孔者，膀胱之门户也，毛孔一开，则膀胱之下口亦开，其水即得从小便而出，不归于大肠而出矣。犹滴水之器，上口启而下口亦通矣，即此理也。

后元通市张敬之亦患泄泻，百药无效，因其脉浮紧，亦用此法以治愈。

可见凡百病症之变化无穷，岂可绳师成法而治之哉。

盗汗用神奇法治愈

刘河医士顾锡荣，年四十余岁，患盗汗如注之症，自用柏子仁丸当归六黄汤等，服之反剧。甚至目一交睫，即冷汗如注，被褥均如浸在水中，形瘦神疲，久已卧床不起矣。邀予诊之，其左尺脉弦紧异常。

予曰："此系风寒两邪入于足少阴之证，宜用**麻黄附子细辛汤**，加桂枝别直参以治之。"彼闻而骇异曰："我汗既如是之多，岂可再用麻黄细辛发汗之大药，毋乃汗出亡阳乎。"予曰："汗为心之液，凡人之心气归宿于肾则寐，兹寒邪埋伏于肾中，心气入肾，则受寒邪之刺激，是以目一瞑而即冷汗如注也。且肾与膀胱相为表里，肾受寒邪，则膀胱之气化亦不行，一身之水气，不由膀胱之大门而出，尽由偏门而出矣，故冷汗有如是之多。若不去其在肾之寒邪，此汗决无休止之日。若说是虚，则**柏子仁丸、当归六黄汤**，服之而早已获效矣，何以服之而反甚耶。要知此汤，虽属麻黄细辛之发汗厉药，惟用桂枝别直参以监制之，其中有不可言传之妙。盖盗汗已久，必毛孔不固，用桂枝别直参者，一则助麻黄细辛之力，将肾经之寒邪一扫而尽，再则俟寒邪去后而固闭其毛孔也，决无汗出不止之理，请安心服之，必有奇验。”经予一再申辩，始照方服之。孰料一剂而果愈。

后茜泾叶姓妇亦患是症，即照方与之，亦一剂而愈。足见对病发药，竟有意想不到之神效。惟病情变化莫测，切不可拘于一定之治法。虽《内经》早示通因通用之法，若医者不明脉理，断难识其病源，又何敢用此从治之法哉。故曰欲知病源，必须究脉，脉理一明，病虽变化无穷，而终不能诳惑吾心。虽似药不对症，但服之不效者，未之有也。

久泻用大承气汤奇验

嘉定花业巨擘高继昌，年六十余岁，久泻不止，百药罔效，诸医皆束手无策。其脉右关沉滑且实。

予因其脉右关沉滑且实，即用**大承气汤**，一剂泻减，二剂泻愈。

或问曰年高之人，久泻不止，其元气之虚，不言可知。兹再不顾元气，而用此大攻大泻之药，岂非速其危乎。予曰：“如识病不确，而用此通因通用之法，固甚危殆。惟因右关脉沉滑且实，已决其宿积阻滞于肠胃，若不用此大攻大泻之药而去其宿积，泄泻永无止期。以其宿积阻滞于肠胃之间，中下二焦之气机窒碍，失其泌别清浊之权耳。”

又问曰食积不化，只有大便秘结。既已泄泻，安有宿积。曰此积系积在肠胃幽坳之处，如行潦之有淤积，积在曲折之处。若无洪水急流，何能一泻而尽。予用此大攻大泻之药者，即此意也。惟此系治热积之法若系寒积，则关脉必弦滑而缓，须改用保和丸作汤，加吞巴豆霜七厘以泻之。倘药性过猛而泻不止，饮冷即止。

予用此二法，治愈泄泻及痢疾者，已属不少。惟须辨脉之确，认病之真，庶不致误。

十余年之休息痢奇验

嘉定农民银行行长潘指行夫人，年三十余岁，患休息痢廿余年，若食生冷油腻厚味等物，立即发作。苏省名医，皆治之无效。其脉右关弦滑且迟。

予因其脉右关弦滑且迟，知系寒积积滞于肠胃幽坳之处，犹如盗寇盘踞于深山幽谷之中。若非自天而降之奇兵，焉能剿灭于净尽。予即用巴豆霜七厘，包于白关纸内，嘱其清晨空心时用白滚汤吞之，吞后亦不可食一切食物。此即如精勇之奇军白天而降，即将盘踞深山幽谷中之盗寇，一扫而尽也。从此廿余年屡治不愈之痼疾，永除后患矣。

身热多汗用发汗药奇验

茜泾陶菊芳之侄，年二十左右，在春夏之交，患形寒发热、汗出不止之症。时医用清热止汗药，反觉汗多热炽，甚至昏晕不省，危险极矣。召予诊之，其脉左浮弦，右浮虚。

知系风伤卫之风温证也，即用**消风散**去藿朴之破气，重加生黄芪以助正撤邪，且邪去而即固其卫，不使其外邪出而复入。一剂知，二剂愈。

若脉现浮缓者，用**桂枝汤**治之立效。现患此症者极多，四时皆有。时医不知风伤卫之症，须用祛风药而热可退，汗可止。反用敛汗之品，使风邪固结于内，必传变百出，危殆立至矣。惟热入阳明胃腑，亦有濈濈然汗出而身热者，宜用**承气汤**治之，风药在所大禁。以胃火盛而再用风药，其火因风而尤炽，必致燎原而津竭，身如烟煤而莫救矣。

然则风伤卫与热入阳明之证，何以辨之。曰：辨之不难。汗出身热而有寒凛，脉见浮弦或浮缓者，即风伤卫之证也。若身热汗出无寒凛，日晡时热甚，脉现右关沉实且滑者，乃阳明火旺之证也。此二证同是身热汗出，若不明辨而误用之，犹是操刃杀人。为医者，可不慎哉。

崩久不止用活血祛瘀法奇验

茜泾沈竹山之媳，年二十余岁，患血崩证。女科用涩敛止血药无效。延久不止，形肉消瘦。食减神疲，形如痨瘵，危险极矣。切其脉沉涩有力。

知为瘀血积于冲任之间。若不将瘀血排除，则好血尽变瘀血，而崩必无止日矣。即用**子和玉烛散**，并**仲景红蓝花酒**频服而愈。此系血崩之属于瘀血不尽者之治法，即古人所谓初崩宜塞，久崩宜通之旨，亦从治之一法也。惟必脉之有力者方可用之。

至于气虚脱血之证，见沉微欲绝之脉予曾用大剂东垣补血汤，黄芪用至二三两，再加别直参陈阿胶各一二两，煎浓冲入陈酒童便各一杯以服之。如系血寒凝泣，不能归经以妄行，而下黑血块者，再加炮姜一二钱，红花三四钱，无不立愈，治愈之人，不知其数。盖气为血之帅，血崩之症，大都由于气虚不能统摄其血。犹如兵士之无将帅，必致越伍而哗，且多流亡散失者也。况无阳则阴无以生，血脱益气，乃古圣人最王道最效验之绝妙治法也。

塞因塞用法治验（参阅“鼓胀门气虚胀满致成单腹鼓危症治验”）

胸膈满闷，得食即胀，用大补治愈危症奇验

内人年六十岁，体质素弱，而勤于家政。己卯秋患疟，用清解暑湿药即愈。唯喜劳动，不惯静养，即起操

作。因劳伤元气，致发热不退，用补中益气汤治之而愈。愈后又复劳乏，致身热倦怠，口渴引饮，大便秘结，脉象结代。

知为气不化精，而津液垂竭之证，即用**炙甘草汤**治之而瘳。后胃口顿佳，因饮食过度，致伤脾胃，又复身热如烙，见食则恶，右关脉滑。

又用**保和丸**法治之而愈。愈后又复操劳，以伤元气，甚至五心烦热，腰脊如折，卧床不能转侧，胸脘满闷，得食即胀，气息奄奄，脉来短促无根，危险极矣。

即知为久病真元亏极，一切标证，皆系物极必反之现象，决不可凭。即有别直参二两，大熟地四两服之。满闷反除，身体亦能活动，唯得食则仍胀。

知由脾肾亏极，且真火衰微，不能腐化谷食，即照原方加制附子三钱，服之两剂，始得渐渐进食而热退。共计服参十余两，熟地二斤余而起床。

按：年老虚弱之人，加以病后食复劳复接踵而至，真元伤之极矣。假使见其标证而眩惑之，决无生理矣。

又胸脘突起用大温补治验

浮桥萧学文，年二十左右，患胸脘胀满。时医用破气消导之药，甚至胸脘突起，胀硬非常，食不消化，气急难于布息，求治于予。脉象左弦右微。

知为脾肺虚极，木横土中，致脾胃失运行输化之机，肺气亦失升清降浊之能。中阳日衰，而浊阴日盛。

甚至上中二焦之空旷处，尽被浊阴占据。即《内经》所谓浊阴在上，则生胀，故成此如鼓非鼓之证象也。论其治法，欲去其浊阴，必先振其中阳。如赤日当空，则阴霾之气不祛自散。因用**理中汤**以复其中阳，加青皮、白芍、柴胡、茯苓以疏泄其肝气。服之四剂而胸脘得宽，皮肤亦柔软，惟胀硬虽减而未尽。脉象左弦退，右仍微。

良以气虚已极，若非大补其中气，则中极转运之轴，终属窒滞。乃单用理中汤，以潞党参力薄，易以别直参六钱，又服四剂，果平复如常。

大便秘结用温补法治验

刘河朱叔湄业师第三师妹，年二十余岁，常患大便秘结。始用清导丸补丸等，尚有小效。日久竟不验，徒增腹中绞痛而已。予诊其脉，沉细且迟，左三部尤甚。

乃以熟地、杞子、归身、苁蓉、麻仁、肉桂等大剂服之，服后即通。连服数剂，永除后患。

或问大便秘结，世人皆用凉泻药，何以尔用温补，亦能取效于眉睫，愿闻其故。曰："邪火伏于肠胃之中，肠胃之津液烁干，致大便秘结者，固应以硝黄之凉泻药通之。至于内病之大便秘结，都由于精血不足，真水失润于大肠。犹舟下无水，或天寒冰冻，致不能行驶耳。若用凉泻，则精血尤损，而肠胃尤枯。非徒无益，而反有害。予温补肝肾之精血，即是舟下增水，再以阳和之气煦之，则活水洋溢，而舟楫焉有不顺流而下哉。”

又大便秘结之奇治法

浏河绅士陶松如，年四十左右，患胸脘胀满，大便秘结，两足酸软等症，自用通利药无效。形神憔悴，肢体疲惫。予诊其脉，右寸关沉微。

知为脾肺虚弱，清阳不升。即用**补中益气汤**，加麻仁。服之二剂而大便即通，胸脘顿宽，两足亦有力。

人皆以为奇，而问之曰："补中益气汤，是治脾虚泄泻之要药，可使大便不通之剂也。况胸脘胀满，用此以大补之，岂非大便尤秘，以胀助胀乎。兹服之而反上下均通者，殊令人不解，愿闻之理。"曰："其理甚明。肺与大肠相为表里，凡大肠之传化糟粕者，皆由于肺气充足，糟粕乃得气之力以行之也。胸脘为脾肺所居之部，若脾肺健运，虽有窒滞，则自可疏化。其胸脘胀满者，则脾肺失健运输化之机，而成气虚中满之症也。予用此补中益气汤，既可补益脾肺之气，气足而中满自除，又可升清降浊，则糟粕自然随气以行矣，岂非其理甚明乎。"

（七）论上病治下、下病治上

谚云"头痛医头，足痛医足。"此言庸医见病治病之法也。要知病情无一定，治法亦各殊。虽上病应治上，下病应治下者，固属甚多。然“病在上者，应治其下，病在下者，应治其上”，亦属不少。譬诸枝叶枯萎，必须培壅其根，而枝叶自荣。屋内漏水，必须修葺屋面，而屋内自干。此即上病治下、下病治上之意也。否则枝叶枯萎，而洒水于枝叶以润之。屋内积水，而敷灰于地上以燥之。此即孔子所谓“抑末也，本之则无如之何。”孟子所谓“不揣其本，而齐其末。”亦即俗谚所云“头痛医头，足痛医足”之类也。对于上病治下、下病治上之法，大相背谬，岂能愈其非常之病哉。

夫病在上者如头部至咽喉等之症也，病虽在头而治反在肝肾。又病在下者，如两足与大小便等之症也。病虽在下而治反在脾肺，此即《内经》所谓“病在上取之下，病在下取之上”之法。如能知乎此，则虽有千变万化之病情，总莫能逃遁于心目中矣。不然，病在上者，只知治上，病在下者，只知治下，率而从事，不究病情，其能获愈者几希矣。

然欲知上病治下，下病治上之法，非博览群书，精研脉理不为功。否则徒凭师世相传，信口雌黄，以欺病家，而误人命，实大背医者活人之本旨矣。

上病治下法

双目年久失明奇验

茜泾沈玉山之妻，年三十左右，患两目失明已经五载。求治各处眼科，毫末无功。就予诊之，见其两目与寻常无异，不过瞳子无神，而目光全失。其脉沉微，左手及两尺尤甚。

知其肝肾中之水火两亏。即用**附桂八味汤**，服之十剂，即两目明亮如初。

予用此汤治愈两目失明，并目赤不痛，白翳遮睛，视物两歧等，约有数百人，均效验如神。以此汤而治一切目疾，为予之创见，而人所不知。盖人之两目，《内经》譬诸日月，且云目受血而能视。其目视失明者，犹日之火精不足，月之水精衰微。且肝为藏血之脏，开窍于目者也。目之发光而能视物者，全赖瞳子。瞳子属于肾，肾中所藏者一水一火。其肝亏即血亏，肾亏即水火两亏。精血与水火均亏，不能上荣于目，故为之失明也。又水能鉴物，火能发光。故古贤谓能近视，而不能远视者，责其无火。能远视而不能近视者，责其无水。其目光全失者，即水火两亏之证也。补其水火，则目光自然明矣。目光一强，犹日之火精充足，则阴霾之气不袪而自散。故治一切目疾，而脉见沉微，两尺尤甚，或浮散无根者，无不效也。

耳鸣如开炮之危症奇验

嘉定竹桥乡董徐友贤之妾，年三十左右，素患耳鸣头昏等症，时医用辛散药，甚致耳中似开炮，头脑如雷震，一日昏晕数次。招予诊时，适在盛夏，见其面赤身热，神昏不语。切其脉浮散无根。

知其真水亏极，龙雷之火上冒至巅，亟用**附桂八味汤**加杞子、巴戟，即饬佣至药肆中撮之。讵料开药肆者亦为医，与其佣人云："此方非治病之药，乃大热大补之剂。吾开药肆及行医数十年，从未见闻此大热大补药，治此发热病者。况际此盛夏，而用此大滋腻大辛热之重量药，即无病之人服之，尚恐腻滞而碍胃。不热者，犹恐肠胃如焚。况病人发热甚厉，而久不进食者乎。"佣人回述其故，家人因亦疑之，并以药肆之言述于予前。予曰："药肆中所见者，皆庸流俗子之方，固无怪也。此病亦被庸医误治而致此，不服此药，命将不保。予非喜用此大热大补之药，实出于活人之热忱，不得不用此以挽救之耳。因有此症，然后可服此药。此药服后，不特可保其热退病痊，抑且胃口亦必投其所好，尚何滋腻碍胃之有哉。如其不对，吾任其咎。"由是方敢将药服之。一剂即热退神清，五剂而诸恙若失。

头顶凸起之危症奇验

茜泾南门外朱松泉之妻，年三十左右忽患头顶心突起如覆碗状。自以为外证，请外科医生治之，用寒凉之退毒药外敷内服，反头面肿胀如斗，眼目紧闭咽喉窒塞，喘急舌瘖。予切其脉，两尺已脱。

即用大剂**金匮肾气汤**，加磁石、薄荷服之。一剂，肿势即退其大半，咽喉通而气急顿平。又服二剂，而诸恙若失。

此症奇险异常，危在顷刻间矣。按其病在上而用温补下元之药，似乎漠不相关。况此系急症，人皆曰急则治其标，而予则用极王道之温补药以治其本，而服之果奏效如神，人皆不能信之，以为王道无近功也。要知此症，由于元海无根，龙雷已上升至极巅。医不知为龙雷之火，而用寒凉药以泼之，必愈泼愈炽致变端莫测，危象频形。予用此导龙人海之法，为此症独一无二之治法，故能起死回生，谓为王道无近功，其可信乎！

阴虚头痛误服辛散药，目珠突出寸许，奇验

茜泾金旭堂之子，年约二十左右，患头痛症，医用辛散药，即身热如烙，而头痛反甚。医者犹不知为误，再以羌独两活、细辛、蔓荆子等辛散之猛烈药服之，顿时头脑如裂，呼号欲绝，目珠血赤而凸出寸许，眼皮几裂，睛几脱窠，且已不识人而口不言，危险极矣。予见之颇为惊异，切其脉浮散且濡。

知为肝肾亏极之证也。即用大剂**地黄饮子**，除菖蒲之辛散，加杞子以大补肝肾。一剂而神志清，口能言，

目珠亦渐收，三剂而目珠平复如初。

阴虚头痛服辛散致死

太仓吴玉孙夫人，年三十余岁，常患头痛之疾，时作时止。初守不服药为中医之训，旋久痛不止，不得不破例而医治之。因误服辛散药，致神昏不语。迨予诊视，已目翳遮满，睛不转动矣。切其脉沉微，左部均绝。

予曰此属肝肾亏极之证，因误治而至此也，即用**右归丸**作汤，大剂与之。服之二剂即神清能言，又服两剂，而头痛亦止，病已若失矣。后因将息失宜，而头痛复作，仍请就近医生治之。医仍用辛散药，又复神昏不语。迨再召予，已面色惨变，六脉均绝，不及疗治矣。

或问："手足三阳经皆上走于头，三阳经病，故有头痛。而足少阴肾经之脉，不走于头，何以亦有头痛？"曰："肾与督脉相附而行，其督脉上额交巅络脑，又与肝脉会于巅，且肾主骨髓，脑为髓之海，其肝肾督三经交亏，则脑髓空虚，故亦有头痛之症。"凡阳经头痛，都属于外邪，故宜辛散。即或误治，亦不致顷刻大变。因阳经头痛，多属实证也。惟阴经头痛，多属内伤，切忌辛散，一经误治，性命立休。盖其阴精已竭而作痛，补之尚恐不及，安可再用辛散之品，以重竭其精血哉！是以一服辛散，顿形危险，一误再误，终被医杀。且据病家云，头痛复发医来诊治之时，曾以前次治愈之方，示彼医者。以医者性愎，竟仍用辛散攻伐之剂，服后即死。吁！今人体弱，虚证多而实证少，乃医者喜以攻伐为能事，补药为不时。揣其意，以为头痛不用辛散不趋时，病人死生非我事。试问医者，然乎否乎？

咽喉闭塞危症用温补下元奇验

茜泾朱勤堂，年四十左右，患咽喉肿痛。医用凉表，致闭塞不通。虽日开数刀，而肿势反剧，呼吸几绝。予诊其脉沉微，两尺欲绝。

即用附子末频吹患处，立时开通一线。再用大剂**附桂八味汤**频服，服之两剂，即痛止肿消。

此症由于元海无根，龙雷之火随经而上冲咽门，除导龙入海外，别无治法。如用寒凉发表，反速其死也。予以导龙入海法而治愈同样之喉症，已不少矣。

凡喉症都由感受风寒，脉浮弦者是寒束于表之证，必须用温散，如荆防蚕薄甘橘羌苏等。脉浮虚者，应用**桂枝汤**加生芪，只用一剂即愈。若寒凉遏抑，致使寒邪内陷者，是所大忌，医者其戒之。

神昏不语之危症奇验

刘河徐松亭之媳，年二十余岁，感冒阴暑证，头昏体倦，时医用辛凉药，即神昏不能言。予诊其脉沉微，左手及两尺已脱。

知其为肝肾中水火两亏之候，即用大剂**地黄饮子**与之。一剂即神清能言，三剂而痊。

现患此等证者极多，或有突然不语者，或由误药致此者。予诊其脉虚者，或用**附桂八味汤**，或用**地黄饮子**，无不药到病除。若经时医之手，都致不救，因时医视温补药为不时，无人知用。凡见不语症，惟有用**牛黄清心丸、至宝丹，或苏合香丸**等，为治不语症之唯一圣药。不知此症，都由于肝肾受损，水火两亏，以其肾经之脉，无力上循喉咙以夹舌本，是以喉不能发声，舌不能转发，而致不能言矣。此症之危险，间不容发。若以牛黄清心丸等用治此症，即倒行逆施，是速其死耳。

下病治上法

关格证用清上法奇验

太仓柜书主任汪子先，年四十左右，患关格证。水谷入口即吐，大小便秘结。时医用止呕通利等药，均无效，危境频呈。召予诊之，见其身热如烙，少腹胀硬，其脉两寸浮洪且数。

即知为心肺之火旺盛。用**泻白散**，掺入**清咽太平丸**，除川芎，加桔芩、花粉、川连、连翘、灯心。服之一剂而上下均通，身热亦退。

人皆以为奇而问之曰："水谷拒纳而大小便秘，与心肺有何关系。"曰："心肺俱处于膈间，其邪火郁伏于心肺之间，上冲咽喉，故咽喉捍格不通，而饮食不能下。且心肺与大小肠为表里，心肺之火一清，则咽喉通而饮食可下。肺气得以清肃下行，既可通调水道，又可通利大肠矣。治法似奇而理甚显明。”奈如李士材之贤，尚谓胸膈不通与小便秘为最急，急则治其标。兹二症并见，可谓急之又急矣。何以时医用治标药无效，予以探源求本之法，丝毫无治标之药，服之反奏效如神，诸恙悉除。足见治病贵乎求本，急则治标之说，其可恃乎！

小便不通用升提补上药奇验

刘河顾静甫，年五十余岁。因劳伤元气，致疝气下堕。医以橘核丸法。重用枳朴以大破其气，甚至小便不通，饮食不进，气息奄奄，危险极矣。予诊其脉，左弦细，右已绝。

知其元气大亏，脾肺受损。即用大剂补中益气汤升其清阳而补其脾肺，一剂而小便通，欲思饮食，三剂而诸恙霍然。可见王道药之对症者，竟有不可思议之神效。

两足痿废用清上法奇验

刘河陈镜明，年二十余岁。始患两足酸软，沪上诸医，或作风湿，或作痹证，愈治愈甚。甚至两足痿废，不能履地，已将半载。召予诊之，见其肌肉消瘦，形神憔悴，右寸关脉洪数且实。

即用**凉膈散**加花粉生地，服之四剂，两足即觉有力，而半载之痼疾，一旦霍然。

或问曰："凉膈散为治温热病之剂，兹用以治两足痿废，似乎药不对症，而反奏效神速者，何也？"曰："古人所制之药剂，虽有主治某某等症之说，然神会而用之，亦无一定。盖此症由于邪火郁伏于上中二焦，肺胃被其熏灼，致肺之治节不行，胃之机关不利而成。此即《内经》所谓"肺热叶焦，发为痿厥。"又谓"治痿独取阳明，以阳明主润宗筋，束筋骨而利机关者也。"兹泻其上中二焦之火，使肺胃之气，得以清肃下行，则治节得行，而机关焉有不利者乎。凡病必须治其根源。此病之根源，系火伏于上中二焦，病形虽在下而根源则在上，以凉膈散而治其根源，则病不治自愈矣。

（八）论怪症

古人谓痰生怪症，其意即怪症皆属于痰。唯一治法，似乎只须去痰而已。惟不知阴阳之偏胜太过，五脏之不和太甚，皆得以成之，岂特痰之为患已耶？若不探源求本，见一切怪症，均绳守古法而作痰证治，则非痰之怪症，永无获愈之日矣。凡病之起，都由于阴阳气血之偏胜，五脏之不和。安得断其为怪症，均由痰而生哉。

据霖经验所得，怪症之属于痰者，固亦有之。然欲治痰证，亦须审明其痰之所在，或吐，或消，或下，尤须审其阴阳、气血之虚实而调治之，方可永除后患。否则混言痰证，亦反有损而无益也。惟怪症之属于痰者极少，属于阴阳五行之偏胜者为多。若欲辨其阴阳五行之偏胜，非精察脉理不可。兹略举怪病数则，并治法以证明之，可见治病必求其本也。

怪症治验

胸腹间有鼠奔窜奇验

昆山蓬莱镇王元士，年约三十余。患能食易饥，彻夜不寐之症，且胸腹间若有鼠在肤内奔窜。闻地板声，门之开关声，即觉昏晕不省，见火与人亦然。在医药中过生活者，已非一日，而毫末无功。召予诊视，见其面无病容，其右关脉滑实非常。

予曰此**大承气汤**之证也。其表弟兄叶姓医亦在座曰："此症延久不愈，时时昏晕，虚之极矣。曾请苏州曹大名医数次，服过吉林参三四两而昏晕如故。今先生用大承气汤，得无速其死乎？"予曰："在未服参前，昏晕决非如是之甚。"

曰："近日病剧，而体愈虚，昏晕愈甚。犹幸人参以支持之，否则恐早不支矣。”予曰：“此病服参，是速死耳。此即大实如羸状，误补益疾之证也。非用大承气汤以大泻之，决无生理。”

曰：“先生谓阳明胃火证，何以身不热而无谵语发狂等现象，反欲时时晕去乎？”予曰：“凡病不能专凭标证。如有身热谵语发狂等证，反多数为极寒之阴盛格阳证，非一定是阳明胃火旺盛之证也。”

曰：“先生何以决定认为阳明火旺之证？”曰：“其能食易饥，不得眠者，皆胃火旺盛之征验也。况《内经》云：‘阳明病，恶见火与人，闻木声则心惕惕然。’其胸腹间如鼠奔窜者，亦即胃火旺盛，激其气血，随经而疾驶之征象也。以阳明为多气多血之海，阳明经行身之前，胸腹为阳明经所过之处，故见证如是耳。”

曰：“先生既决此症为阳明火，惟用大承气汤，元气恐不支。”予曰：“凡实热病以泻为补。《内经》云：壮火食气。不泻其火，焉能保持元气？故曰以泻为补耳。”

曰：“先生必欲用大承气汤，肯负危险之责任乎？”曰：“予今夜寓此，服后如有危险，吾任其咎。”

乃以**大承气汤**服之，是夜即得安寐而昏晕亦定。次日复诊，其右关脉仍滑实。嘱其再照原方服一剂后，改服**泻胃散**，去黄连加元明粉，服之五六剂而愈。

嗳气如爆竹声奇验

浮桥祝仰山，年约三十余岁。始患嗳气，医用枳实槟榔等，服之而忽变为爆竹声之厉，咽喉被冲，血泡频起，痛苦不堪，甚至汤水亦不能下咽。予诊之，左关脉弦滑且数实，右三部虚弱。

知其肝火旺盛，误服破气药，致肺金受损，而乏下行以制木之权。且肝木反夹火以侮金，其刚强之气，直冲于喉，致成此种之怪症也。即用**代赭旋覆汤**，重用别直参六钱，加钩藤、石决明、薄荷、川连、龙胆以补肺泻肝，服之三剂而愈。

胁间若有蕉叶扇煽动危症奇验

刘河旗杆下王玉甫，年约四十左右。始患耳鸣头昏等症，医投以羌活、防风、钓藤、石决等平肝息风药，旋变为左胁间若有蕉扇煽动者，且括括之声，达之于外，人皆得以闻之。头晕如走马灯，耳中如开炮声，自以为鬼魅之作祟也。予诊其脉浮濡，左三部不至。

即用**附桂八味汤**加杞子磁石，制大其剂以与之。服之四剂而诸恙如扫。盖此症由于肝肾亏极，龙不潜藏，医再用风药以大伐其肝肾，且引动其内风，致血虚风动，故肝木之跃跃大动而欲绝也。予用此大剂大补肝肾之药，故奏效如神。假使时医见之而再用平肝息风药，必无生理矣。

视物颠倒危症奇验

刘河寺庵庙东顾瑞甫，年二十左右。始患疟疾，医用升麻、葛根、柴胡等药，致身热不退，目中所见，尽行颠倒。予诊其脉，寸关弦滑，两尺均无。

先服半夏、南星、牙皂、明矾等，再服大剂**附桂八味汤**。服后嘱其将鸡翎探吐其痰，服之两剂即愈。

此即《难经》所谓“上部有脉，下部无脉，当吐不吐者死。”亦即《内经》云：“在上者引而越之。”故吐之为最便而最捷也，否则服**附桂八味汤**亦无益也。盖此人下元素亏，且痰阻中宫，而阴阳不和，致成疟证。时医以大升提之药，将浊阴与痰，尽提于心肺间，致清阳之处，均被浊阴占据。下虚上实，故视物皆颠倒也。用**八味汤**以填补于下，星夏矾皂以清浊阴于上。上下得和，而诸恙自愈矣。

腹中蚓鸣鼠奔之奇症治验

茜泾陶兰亭之子，年二十左右，忽患腹中似蚯蚓鸣，又似鼠奔于腹之周围，且胀满殊甚，甚至神昏不省。众医因不识其病，皆束手无策。延予诊视时，腹中之声隔墙能闻。切其脉，右三部均微细，左关弦甚。

知系肝木太盛，以克脾土，脾土大呼其子以复仇，故其声如蚯蚓鸣。即俗谓蚯蚓唱歌，以歌乃脾土之声也。然肺气虚弱，致母被其克，母虽呼号，子何能克制其肝。且肝气盛极，肆意猖狂，欲蹂躏于中土，故觉如鼠之奔窜，而腹为之胀且鸣也。即用**黄芪建中汤**，加党参于术以大补其肺脾，又加钩藤、石决、柴胡、青皮、白芍以疏泄其肝气。服之两剂而诸恙悉除。

如此怪症，若不以脉理证明，何能知其病之根源。若不知其根源而妄治之，病何能愈，且病愈何能若是之速。兹用此一补一泻之法，亦即仲景治肝补脾之道。表面观之，此种治法，对于此种病情，似乎毫无关系，谁知服之而奏效如神。故曰凡病必须察其脉理，调其偏胜，虽病形之变化莫测，有何难治之症哉。

骨节鸣响之奇症治验

浮桥顾梅卿之女，年约十七八岁。患夜间通身骨节鸣响且酸痛异常。自以为鬼祟，请道人忏悔无效，求治于予。见其身体肥胖，切其脉沉弦且滑。

知系湿痰流走于骨节之间，故骨节酸痛。且湿与痰皆属阴物，又以肾主骨，肾为至阴，冲气夜行于阴，行至湿痰之处，邪正互相激战，故至夜间阴极时而骨节为之鸣响也。

即用**导痰汤**，加茅术、木瓜、松节、米仁、泽泻，服之五剂，而其病若失。

又骨节鸣响之奇症治验

岳王市陈子明，年四十左右。患两足骨节鸣响与酸痛症，每一行动，则括嗒之声奇响异常。就苏州诸名家诊之，不但无效，反痿跛难行。来就予诊，见其形瘦神疲，切其脉沉微，两尺欲绝。

知系肾虚，用大剂**附桂八味汤**，加杞子、制毛脊、松节、虚胫骨。嘱其服五剂。复诊足力已增，酸痛鸣响均大减，惟脉尚沉微。

照原方再加杜仲、续断、鹿角胶。嘱其再服五剂。再来复诊，则酸痛鸣响全瘳，足力亦复。

嘱其再服**附桂八味丸**三斤，即可复原矣。

或问此症，何谓肾虚？曰：一则肾虚之脉，足以证之。再则揣度其病由，以肾主骨，且肾经之脉起于足小指，出然骨循内踝骨，以其肾经之经脉空虚，则骨节为之松懈，故动则为之鸣响也。

或又曰：医书言肾病极多，未闻肾病而致骨节鸣响者。曰：凡百病症，标证变化无穷，方书何能悉载？即使方书所载之病，每药用治每病，然病形虽同，而病情迥异，亦难凭信。若不据脉辨证，是病之凑药，非药之治病也，其能获愈者几希矣！

按：此症与顾梅卿之女同系骨节鸣响酸痛，而治法截然不同。若不据脉辨证，何以同病而异治，其奏效均有如是之神速耶！

胸有冰块之奇症治验

刘河东市稍胡冬生之妻，年约三十左右。胸间如有一大冰块，吸气入口，即行战栗。诸医用极热药无效，求治于予。其脉沉弦。

即知为悬饮也。与**十枣汤**服之，一泻而愈。

又用**苓桂术甘汤**，嘱其服十剂，为善后之计。后果永不复发。

鼠舐龟头奇症治验

沙溪陆莲溪，年约三十。每至夜间，即有如鼠之物，由足胫而上至胯间，舐其龟头。摸之无形，驱之亦不去，必使其精出而息。如是者已年余，以致面黧身瘦，声哑食减。至予处而求治。其脉沉细且迟。

知系阳气衰微，阴气之妖物乘虚而作祟也。因用鹿角胶、虎骨胶、龙骨各六钱，附子、肉桂各二钱，嘱其连服四剂。再用麝香一钱，明雄四钱，块辰砂三钱，作布袋悬于胯间。复诊，渠曰自服药后，其怪顿绝。

嘱其改服**附桂八味丸**二斤，并减轻前方一半而间服之，形神顿佳，而音亦复，脉亦和。

嘱其再服**附桂八味丸**一斤，即可复原矣。

此乃阳微而阴乘之证。予用灵气助阳兽身之物，治兽类之妖，竟应验非常。药物之灵，有不可思议之妙，惟在医者善用之耳。

心如捶击刀割危症奇验

刘河六里桥东宋亦泉妻，年六十左右，患心悸症。医用安神镇心药，服之尤甚，甚至头脑如雷震，心中如捶击，且痛如刀割，浑身之内皆大跳，以致心不自主而发狂，甚将手指咬断，衣服扯碎，屡欲自尽。予诊其脉，六部均沉弦。

知其留饮滔滔，留在胸膈间，致心火被邪水所克，而心欲垂亡。

因亟用**五苓散掺和二陈汤**，加**柴胡桔梗煎**，吞**控涎丹**七分，使其滔滔之邪水，得从大小便驱出。

又恐其药之速下，上焦之留饮不能逐尽，故加柴胡桔梗使药力浮之于上，以尽其驱逐之力。服之一剂而诸恙如扫。

如此危在旦夕之症，只须识其病情，而对证发药，以治其根源，其应验有如是之神速。为医者，可不究心脉理哉。

下 卷

太仓王汝霖雨三甫著 男达材校

证治扼要

大凡右手脉盛于左手者，谓之阳盛阴虚。下之则愈，汗之则死，并忌利小便、一切破血伤阴之药。

左手脉盛于右手者，谓之阴盛阳虚。汗之则愈，下之则死，并忌破气泻肺、一切消导攻伐之药。

总之脉有力、有神可胜攻，无力、无神必须补。此乃治病之扼要妙法，亦即经所谓“知其要者，一言而终”之意也。

风寒之证

风证，寒凛发热，头痛肢酸，身虽发热，而寒凛不除，且畏风。

寒证，亦恶寒、发热、头痛，骨节、皮肤均痛，而风寒俱畏。

风之脉象，左关必浮弦。用羌活、防风、荆芥、柴胡、川芎、炙草等，须与补气药并用。亦有不弦而浮缓多汗，宜用**桂枝汤**（一）主之。

寒证，脉必浮紧，左手为甚。重则**麻黄汤**（二）；轻者羌活、防风、藁本、川芎、白芷；如尺脉弦，用细辛、独活、附子，再加入甘草、补气药之类。此乃阴盛阳虚之证，切勿可下。

暑湿之证

见症亦有寒冷、发热，惟寒少热多。或时寒时热、肢酸身重、头眩、胸膈胀满等症，脉象沉缓、沉涩或浮虚。

如见沉缓沉涩之脉，或带数者，用**六一散**（三），合**消暑丸**（四），加青蒿、青皮、陈皮之类。

如见浮虚之脉，用温补药掺入**消暑丸**（四）。如左手脉虚于右手者，宜用补血药为君，如首乌、当归之类，加入**消暑丸**（四）；如右手脉虚于左手者，宜用补气药为君，如党参、于术之类，加入**消暑丸**（四）；两手脉俱虚者，用**十全大补汤**（五）之类，须加入姜半夏、**六一散**（三），若舌苔白如粉者，再加附子、炮姜。

燥　证

其证口渴，舌津枯，目涩，皮肤燥。

脉见浮弦，是风燥证，宜用**生脉散**（六），加入秦艽、防风、生地之类。

如脉浮虚，乃气血俱虚之证，宜**炙甘草汤**（七）之类。

如脉现浮大，乃风火相煽，劫尽阴液之证，宜用**滋燥养荣汤**（八）之类。

或由火证而烁干津液者，脉必沉实、沉数、沉滑而有力，以清火为主，清其火而燥自愈。见何部之脉旺，以何经之泻火药主之。其证饮多溺少，切勿用风药并淡渗药以劫津。

火　证

火证之种类不一，或由外感六气，或由内伤情郁而发者。

有虚火之证，亦有实火同样之见证者。或实火而身反不热者，或虚火而身反大热者，或虚火而口渴者，或实火而口反不渴者，亦无一定之见证，必须脉证以并参之，方可决定。即实火亦有各经之见症，又有表里气血之分，非一种寒凉药所可统治。

爰特略述之，以免隔靴搔痒，攻伐无辜之弊。

心与包络火

见神思恍惚，或心气怔忡，或喜笑多言，或卧难安枕，或心中懊侬，厄厄欲呕，胸膈满闷等症。

脉象左寸洪数而有力。

宜用川连、焦山栀、连翘、麦冬心、莲子心、灯心、竹心、犀角、牛黄之类。

心与包络经之泻火药

气分：连翘、山栀。

血分：黄连、辰砂、犀角、犀黄、小生地之类。

肝胆火

见症头晕、头痛，寒热、面尘，口苦、口渴，呃逆、吞酸，胸满、胁痛，甚至手中厥冷即热深厥亦深之证。

脉象左关浮弦，宜用**小柴胡汤**（九）；若沉实，或沉滑，用**龙胆泻肝汤**（十）、**泻青丸**（十一）之类。

肝胆经之泻火药

表分：柴胡、薄荷、蒺藜、蝉衣、荆芥、秦艽、防风。

气分：石决、钩藤、菊花、夏枯草、青蒿、羚羊角、青皮。

血分：丹皮、白芍、赤芍、小生地、黄连、黄芩、鳖甲、龙胆草之类。

脾胃火

见症肢倦、头晕，呕吐、泄泻、赤痢，口渴，不眠，能食易饥，或火不杀谷，而不食者。

脉象右关浮弦且数，是脾胃火之在表分也，用**升麻葛根汤**（十二）。

若弦长且数，是火在气分也，用**白虎汤**（十三）。

若沉实且滑，是火在血分也，用**调胃承气汤**（十四）、**大承气汤**（十五）等。

脾胃与大肠之泻火药

表分：升麻、葛根、防风、白芷。

气分：石膏、知母、石斛。

血分：大黄、元明粉、滑石、茅根、竹沥、梨汁、蔗汁之类。

肺与膻中火

见症胸膈胀满作痛，或咳吐浓痰，口觉腥气辛辣，咽喉燥，咽中梗梗然，气急作喘，鼻孔干燥，鼻衄失音，小便不利等。

脉象右寸浮洪且数，是肺经表分之火也，宜用**清咽太平丸**（十六）。

若中候洪数，是气分之火也，宜用**泻白散**（十七）。

若沉滑且实，是血分之火也，用地骨皮、枇杷叶、梨汁、竹沥等。

肺与膻中之泻火药

表分：桑叶、桔梗、前胡、杏仁、防风、牛蒡子。

气分：桑白皮、旋覆花、天花粉、海浮石、枯芩、石膏、麦冬、沙参。

血分：地骨皮、天门冬、枇杷叶、马兜铃、梨汁、川贝母之类。

肾与小肠膀胱之火

见症口燥咽干，目失明，小便秘涩，足心热，赤淋，遗精，两足酸软。

尺脉浮弦，是邪在肾与膀胱之表分也，用**九味羌活汤**（二十七），除生地、黄芩、苍术，加独活。

若中候弦数，是火在气分也，用**四苓散**（二十）。

若沉实且滑，是火在血分也，宜用**滋肾丸**（十八）、**导赤散**（十九）等。

若右尺脉沉滑且实，是大肠火也，用**调胃承气汤**（十四），甚则用**大承气汤**（十五）。

肾与小肠膀胱之泻火药

表分：细辛、独活、羌活。

气分：泽泻、车前、知母、猪苓、土茯苓。

血分：黄柏、苦参、女贞子、元参之类。

食积发热

见症恶食，胸脘胀满，吞酸，或吐，或泻，或吐泻交作，初起亦有先寒后热而热不退者。

脉象右关见沉实且滑，此乃热积，宜用**保和丸**（二十一），加元明粉、炙鸡金、全瓜蒌。

如脉见迟弦且滑实，此系寒积，亦用**保和丸**（二十一），加牵牛、巴豆霜（至多五厘）吞。如泻不止者，饮冷水即止。

如肉积，**保和丸**（二十一）内加焦山楂、芫荑，甚则加硇砂四分吞。

气虚发热

劳乏伤气，气虚发热。始则形寒发热，或头痛，或不痛，四肢倦怠，不食不寐，亦如外感证。唯此证始则形寒一次，即但热而不寒，手心热于手背者（请参阅《外感内伤辨》）。

脉象虚浮，或沉细沉弱，右手之脉虚于左手者，宜用**补中益气汤**（二十二）。

如尺部虚无，除去升麻、柴胡，重加熟地、杞子。

右尺虚无者，重加巴戟肉、附子、肉桂。

阴虚发热

头痛发热，亦如外感证，惟热甚于夜间者（参阅本书中“阴盛格阳治验”第四、五治验）。

脉象沉细、沉微、沉涩，或浮散带数，或短促无根，尺部及左三部尤虚，轻者**六味地黄汤**（二十三），重者**附桂八味汤**（二十四）。

阴盛格阳

其热甚于外感发热证，其证大都由外感证误治，多服凉表攻伐药，或由体质虚弱，或过于劳动，并淫欲过度，致伤真元者。

其症面目俱赤，身热如烙，唇焦口燥。而舌必白润，或足冷。亦有喜饮冷水者，惟饮必不多。甚且起坐不安，谵语发狂而不识人者。又有口禁不语者。若服寒凉攻伐药，必毙。

脉象浮散而数，中候即空，或沉细沉微，或短促无根，宜用**人参养荣汤**（二十五），加附子、炮姜，甚者用**十四味建中汤**（二十六），加炮姜冷服之（见“阴盛格阳治验”）。

头 痛

外感、内伤等，均有头痛之证。

脉浮弦有力是外感，脉微细弱涩是内伤，须详细辨别之。

外感内伤辨

太阳经痛，痛在耳角及额巅。左部脉浮弦者，宜用**九味羌活汤**（二十七），除生地、黄芩。

阳明经痛，痛在耳前及额颅。右关脉浮弦且长者，宜用**升麻葛根汤**（十二），加白芷、半夏。

少阳经痛，痛在头角耳后，连至眉棱骨者，宜用小柴胡汤（九）。

少阴经痛，痛连脑后及头顶，脉沉细且微，或浮大而散，宜用**附桂八味汤**（二十四）。

太阴痰厥头痛，见证头痛且眩，右半偏甚，脉弦滑者，宜用**半夏天麻白术汤**（二十八）。

左偏头痛，左脉浮弦者，风邪之证也，宜用九味羌活汤（二十七），除生地、黄芩。

左脉沉细且微者，肾虚之证也，宜用**六味地黄汤**（二十三），加杞菊。

右偏头痛，右部脉弦滑且数者，阳明经之风火上升也，宜用**白虎汤**（十三），加葛根、白芷。

又痰厥头痛，见上，右部脉沉细且微者，中气下陷，而清阳不升也，宜用**补中益气汤**（二十）。

头　晕

眩晕一症，有风邪、肝火、痰阻、食滞、瘀血、暑热、阴虚等证。

左脉浮弦而右虚者，是气虚夹风证也，宜用**消风散**（二十九），除藿、朴。

左关脉洪数且滑者，是肝火证也，宜用**泻青丸**（十一）。

右关脉沉滑有力者，痰食阻滞于中之证也，宜用**保和丸**（二十一），加半夏、瓜蒌、鸡内金、元明粉。

左脉弦涩者，是瘀血证也，宜用**失笑散**（三十），加桃仁、红花、苏木、生地。

右脉浮虚或细涩者，是暑热证也，用**消暑丸**（四），加滑石、青蒿。

左脉微细或浮濡者，真阴虚也，宜用**杞菊地黄汤**（三十一）。

中　寒

《内经》云：阴盛生内寒。因厥气上逆，寒气积于胸中而不泄，不泄则温气去，寒独留，留则血凝，血凝则脉不通。其脉盛大以涩，《内经》言此阴盛之脉盛大者，即阴盛于内，真阳逃亡于外之证也。诚恐医所不知，而作为阳证以误治，故举此阴证亦有盛大之阳脉以告医者。须细心诊察其有力无力、滑数与否。故云盛大以涩，涩者即不滑不数之谓。盖阴盛格阳之脉，往往亦见此盛大之阳脉，乃终属不滑利而涩。且有阴寒证，见盛大且数之脉者，证属阴极似阳，脉亦阴极似阳，惟其脉浮候虽盛大，中候已空，沉候即杳无所有。不知者即作为阳脉，而用凉表攻伐之药，沾唇即毙矣。此言内寒之证，或热证多服寒药，即经所谓热病未已、寒证又起所致，非中寒之证也。

中寒者，乃寒邪直中阴经之证。寒邪直中，乃猝然四肢厥冷，恶寒蜷卧，唇青腹痛，气冷息微，或下利清谷，或身痛如被杖。六脉微细且迟者，乃直中寒邪之候也，宜用大剂**四逆汤**（三十二）急温之，迟则不救。若虚者，用大剂**附子理中汤**（三十三），此症冬天反少，而夏秋之间反多。因人在夏天，内阴而外阳，加以多饮冷水、多食瓜果生冷等物，将身内之阳渐渐消灭。见有头昏体倦、神思恍惚等证，已是阳虚之现象。医若不知而误用寒凉，必致不救。为医者岂可误信夏天多热病之说，恣用寒凉之药，而不顾人命哉？

中　暑

暑者，天气郁热之称。人在暑天，如在蒸笼之内，热气逼迫，致毛孔开而汗大泄，将人身之阳气发泄无遗。是以头目昏沉，猝然闷乱，冷汗涔涔，四肢厥冷，脉象虚微，面垢如灰，即所谓中暑是也。古人谓气虚伤暑，即与《内经》热伤气符合。且夏月之人，外阳而内阴，加以多食瓜果、一切寒冷之物，以消灭元阳，甚致阴盛于内，格阳于外。见症身热如烙，面赤如醉，口渴引饮，烦躁不宁，如大热证者。惟脉必沉微，或浮大而散。

是以古人治暑，都用温补，如**大顺散**（三十四）、

十味香薷饮（三十五）、**清暑益气汤**（三十六）等，以大补元气为主。无如晚近王孟英偏于寒凉，大诋古贤为非，谓暑间皆大热证。不知暑本是热，以其热伤气，致气欲脱而阳欲亡。因被暑热所伤，故借其名而名其病也。

霖以上列诸方治暑证，量其虚实而择用之，甚有阴阳气血并虚者，用**十四味建中汤**（二十六）加茅术、炮姜，无不立奏其效（参阅上卷“阴盛格阳治法”）。每见用**白虎汤**（十三）及一切寒凉药，无不立变而致不救。可见其彼邪之说，不足信也。

中　暍（即中热）

仲景云：“太阳中暍，发热恶寒，身重而痛。其脉弦细芤迟。小便已，洒洒然毛耸，手足厥冷。小有劳，即身热，口开，前板齿燥。若发其汗，则恶寒甚。加温针，则发热甚。数下之，则淋甚。”又云：“太阳中热者，暍是也。汗出恶寒，身热而渴，**人参白虎汤**（三十七）主之。”又云：“太阳中暍，身热疼重而脉微弱，此以夏月伤冷水，水行皮肤中所致也，**一物瓜蒂汤**（三十八）主之。”

霖按：古人谓安逸之人，静而得者谓中暑；辛苦之人，动而得者谓中暍。然亦有不尽然者。大凡人至天气炎热之时，身体怯弱并阳气素虚、腠理疏薄者，汗泄必多，易令亡阳。故多中暑之虚寒证；身体强壮并阳气充足、腠理密者，汗出必少，而热气内逼，故多中暍之温热证。

霖每治身热而渴，右关脉洪数有力者，用**人参白虎汤**（三十七）。

治身热疼重，左脉洪数有力者，用**黛蛤散**（三十九）参合**六一散**（三）。

若两证互见，用**人参白虎汤**（三十七）参合**黛蛤散**并**六一散**，治之无不效者。

然病之或暑或暍，皆由医者之所认。若认之不真，则暑可谓暍、暍亦可谓暑，人亦莫得而知之。惟治暍与治暑之药，宛如冰炭。人之生死攸关，殊非儿戏，司命者宜辨别清楚以治之。

霍　乱

霍乱一证，在夏秋间为多，有干霍乱、湿霍乱之分。

其症头晕身重，腹痛如绞，四肢厥冷转筋，不吐不泻者，谓干霍乱。究其原因，皆由暑湿伤其形，饮食伤其胃，秽气闭其窍，致上中二焦之气化不行，失其运行输化之司，停滞其四运之轴，最属危险之症，须辨明其寒热虚实以治之。一经误治，性命立休。此症往往脉伏，不能辨其寒热。虽四肢厥冷，面色白，似乎寒证，然多由湿热内郁、阳气被遏、清阳不能实于四肢之所致也。古人每遇此证，不论其寒热，用**地浆水**（四十）饮之，最稳最灵。或用炒盐煎汤，和阴阳水频服而探吐之，甚佳。如必要服药，用**消暑丸**（四）加佩兰、藿香，煎汤服之，以去其暑湿、解其秽浊亦好。切忌米食，食之不救。

又湿霍乱，见症头晕身重，上吐下泻，甚则四肢厥冷转筋。其因亦由暑湿内伏、饮食伤胃，致中焦之气化不行、失秘清别浊之权。是以上吐下泻，危险频形。此症多由土不胜湿、湿土颓败所致。宜用**胃苓汤**（四十一）以分消其暑湿，则不治其吐泻而吐泻自止。吐泻止后，亦用**地浆水**（四十）饮之，最为灵稳。或用**消暑丸**（四）加佩兰、藿香，煎汤饮之。禁忌同干霍乱。

瘟　疫（瘪螺瘟、大头瘟、虾蟆瘟）

瘪螺瘟

瘪螺瘟证，与霍乱吐泻之症相仿，亦上吐下泻，四肢厥冷转筋。不过霍乱吐泻不致顷刻消瘦，瘟疫吐泻肌肉立刻消尽，又目陷螺瘪为异。此症都由湿热秽恶毒疠之气，充满于上中二焦，致中土大崩，不能分清泌浊，故上吐下泻，肌肉立刻消尽，目陷螺瘪。且土败则木克，故四肢厥冷转筋。触其秽气即传染，乃流行之恶毒病也，最为危险。此症六脉沉伏似极寒证，然热药入口即败。须遵喻嘉言治疫之法，谓上焦如雾，升而逐之，兼以解毒；中焦如沤，疏而逐之，兼以解毒；下焦如渎，决而逐之，兼以解毒。

霖制**解毒饮**，治愈此类疫证，不知其数，无不效者。禁忌与霍乱同。

解毒饮方

甘中黄、青蒿、佩兰叶各三钱，金银花六钱，茯苓四钱，藿香一钱五分，薄荷叶（后入）一钱，川连一钱五分（姜汁炒），姜半夏二钱（吐泻已止，口渴不用），茅山术（泔水浸炒）一钱五分（吐泻已止，口渴不用），荷叶一角。井河水各半，煎加芦根汁一杯冲服，连服三四剂可保无虞。

附：四肢厥冷转筋外治法

用桂枝四两，红花一两，附子二两，吴萸三两，生姜半斤（烂打）。陈酒煎汤，乘沸热时，用布渍汤，频熨四肢厥冷处，毋使血凝而不救。若转筋甚者，加木瓜三两。

大头瘟

头为最高部位，惟风可到。又火性炎上，故头面之症多属风火。其症初起，恶寒发热，头面肿大。脉浮洪者，是风火上冒于头之候也，用**普济消毒饮**（四十二）。若脉浮弦者，风毒也，用**人参败毒散**（四十三）。又下元水火两亏，龙雷之火上冒，亦有此症。脉必微细，或浮散无根，用**附桂八味汤**（二十四）（治验见“上病治下法之头顶凸起之危症奇验”）。

虾蟆瘟

虾蟆瘟者，颈项肿大是也。颈项，为太阳、阳明经所过之处。其颈项肿大，多由风寒入于太阳、阳明，故颈项为之肿胀也。

如脉浮弦者，用**六味汤**（四十四）加羌活、葛根、银花。

若脉浮缓者，虚风证也，用**桂枝汤**（一）。

若脉微细者，乃龙雷火上冒之证也，用**附桂八味汤**（二十四）。

泄　泻

泄泻一证，有寒泻、热泻、虚泻、湿泻、食泻、风泻之别。

一、寒泻。泻出白沫，或清水，或腹痛，或腹鸣，或下利清谷，脉迟弱者，用**附子理中汤**（三十三）。

二、热泻。《内经》云：暴注下迫，皆属于热。凡湿热内蕴，必泄泻无度，与洞泄寒中无异。须辨其脉之洪数，证之身热口渴、小便赤涩、肛门觉热者，用**大橘皮汤**（四十五）。

三、虚泻。有脾虚、肾虚之分。

脾虚者，身体疲倦，饮食减少，右脉沉细者，用**补中益气汤**（二十二）加肉豆蔻。

肾虚者，腰足酸软，五更时甚，尺脉虚者，用**四神丸**（四十六）加制首乌、山药、茯苓。

四、湿泻。有寒湿、湿热二种。

寒湿之证，身重肢冷，面色白，小便清，饮食少，脉迟涩者，用**胃苓汤**（四十一）加炮姜。

湿热之证，身重肢酸，骨节烦疼，口渴口甘，小溲赤涩，脉象缓滑，用**六一散**（三）合**四苓散**（二十）。

五、食泻。食积阻滞于胃脘之中，中焦失泌清别浊之司，致旁流清水而作泻。其症胸脘胀满，恶食、吞酸、嗳腐，右关脉滑者是也，宜用**保和丸**（二十一）（加减见“食积门治法”）。

六、风泄。《内经》谓春伤于风，夏生飧泄。凡感受风邪，必入于肝，乃同类相求之义。此症四时皆有，非独夏间有之。盖风入于肝，则肝木太盛，而横克脾土。脾土被克，则不能泌清别浊而运化水湿，故作泻也。其症形寒腹痛，泄泻清水，左脉浮弦者，用**痛泻要方**（四十七），甚效。

自 汗

杂症自汗，多属于虚。因元气虚弱，卫阳不固，而玄府不密，是以多汗。脉虚弱者，宜**人参养荣汤**（二十五）大剂治之。若神昏头晕，四肢厥冷，冷汗淋漓，六脉沉微者，此极危之脱阳证也，亟用**大剂附子理中汤**（三十三），亦可救十中之三四。

外感自汗，多属于邪。如风邪伤卫，恶寒发热，头痛汗出，脉浮缓者，用**桂枝汤**（一）；如脉浮弦者，用

消风散（除藿朴）（二十九）。

又热入阳明，日晡潮热，濈濈然汗出，右关脉洪数者，用**白虎汤**（十三）；沉滑者，用**调胃承气汤**（十四）。

盗　汗

盗汗者，汗从寐时而偷出也。人皆谓阴虚，不知汗为阴液，阴虚必液枯，何以多汗？其汗由寐时盗出者，终属于卫阳之虚。阳虚而阴乘之，故盗汗。且心气入于肾中则寐，火入水中，水不能摄，则水气蒸腾，乘其卫虚而越出。故盗汗法当固卫敛阴，宜用**桂枝加龙骨牡蛎汤**（四十八）再加黄芪、五味子。

又风寒两邪，入于足少阴，尺脉沉弦者是也，宜用**麻黄附子细辛汤**（四十九）加桂枝、人参（无力服参者易黄芪治法，见“通因通用法治验之盗汗用神奇法治愈”）。

黄　疸

黄疸一证，多由湿热内郁，如盒酱然，郁蒸而成黄。然湿热发黄者固多，而非由湿热发黄者亦属不少。否则何以仲景用**黄芪建中汤**（六十六）治脾虚发黄；用

猪膏发煎（五十四）治血燥发黄；又后人用**茵陈附子干姜甘草汤**治寒湿之黄；再用**青龙散**（五十三）治风气发黄；用**附桂八味丸**（二十四）治。肾虚发黄。可见内伤之发黄，与感受外邪之发黄无异。岂可概作湿热以一例治之耶。

霖每治湿热发黄，见身热口渴，小便赤涩，左脉沉弦者，是湿热在中下二焦之半表半里也，用**茵陈五苓散**（五十）。

若身热口渴，小便赤，大便秘，右寸关脉沉实者，是湿热在上中二焦之半表半里也，用**平胃散**（五十一）加茵陈、大黄。

若两手脉均滑数，心中懊侬者，是湿热在上中二焦之血分也，用**栀子大黄汤**（五十二）。

又治风气发黄，身觉寒凛畏风，或咳嗽，或头痛，脉浮弦者，用**青龙散**（五十三）。

又治血燥发黄，皮肤枯槁，大便坚结，脉象细涩者，用**猪膏发煎**（五十四）。

又治色疸，阳痿无力，腰酸足弱，小便频数，耳鸣额黑，左脉细弱者，用**小菟丝丸**（五十五）。若不应，用**附桂八味丸**（二十四）。右脉细弱者，用**参术健脾汤**（五十六）。

又治酒疸，心中懊侬，如啖蒜齑状，泛恶大便黑，脉象沉滑者，用**栀子大黄汤**（五十二）加川连、神曲、鸡距子。

又治谷疸，胸膈胀满，恶食吞酸，右关脉弦滑者，用**加味枳术汤**（五十七）。

以上各证，霖据脉辨证以治之，无不应验如神。

痰　饮

痰饮者，水气与痰搏聚而成也。其证有痰饮、悬饮、溢饮、支饮、留饮、伏饮之别，总之都由寒湿凝结于内，三焦之决渎失司，以致水气搏聚于寒湿之处，故为痰饮之患。

痰饮在上者，为咳为喘，为悸为眩冒。

在中者，为食不消化，为呕吐，为胸胁胀痛。或四肢历节痛，或背寒如掌大，或四肢瘫痪。

在下者，脐下悸，下利涎沫，肠间漉漉有声。

饮脉必弦。《金匮》谓“脉双弦者，寒也。偏弦者，饮也。”又云“脉弦数者有寒饮。”又云“脉沉而弦者，悬饮内痛。”又云“咳家其脉弦为有水。”凡见沉弦之脉，有上述之症者，均属痰饮之证。

霖每见痰饮之在上焦，或咳或呕吐，或悸或喘或眩冒，左脉沉弦者，轻则用**泽泻汤**（五十八），重则用**五苓散**（五十九）。右脉沉弦者，轻则用**小半夏加茯苓汤**

（六十），重则用**控涎丹**（六十一）或**十枣汤**（六十二）（治验见劳损久咳吐血又怪症心如捶击）。

治痰饮之在中焦，或呕吐，或胸胁胀痛，或四肢历节痛，或四肢痱痪，或胸间如冰块，左脉沉弦者，用**五苓散**（五十九）；右脉沉弦者，轻则用**小半夏加茯苓汤**（六十）或**苓桂术甘汤**（六十三），重则用**控涎丹**（六十一）或**十枣汤**（六十二）（治验见噎膈痰膈宿病又痰饮成膈怪症胸有冰块、中风中痰类中治验）。

治痰饮之在下焦者，或脐下悸，或下利而心下坚满，或肠间漉漉有声，脉象左沉弦者，轻则用**泽泻汤**（五十八），重则用**五苓散**（五十九）；右脉沉弦者，轻则用**小半夏加茯苓汤**（六十），或**苓桂术甘汤**（六十三），重则用**控涎丹**（六十一）或**十枣汤**（六十二）或**甘遂半夏汤**（六十四），用之而无不立奏奇效。

惟务须审证确实以暂用之。有其病则病当，无其病则损真。故古人谓“医者，心欲细而胆欲大”也。

痧　疹（见小儿科门）

咳　嗽

咳嗽之证，患者最多。大都由于感受风寒，入于足厥阴肝经所致。盖肝为风木之脏，以风召风，乃同气相求之义。然咳由肺而发，风寒之入于肝，何以作咳？不知感受风寒，都由肺虚不能卫外而以入于肝，金已虚不能制木，则木反夹风上冲以侮金，是以肺为之作咳也。古人云：“咳嗽由来十八般，皆因风气入于肝。”可谓知本者矣。现今时医不如此理，一见咳嗽，皆用牛蒡、杏仁、川贝、桔梗、前胡、桑皮、苏叶、苏子、葡子、葶苈子、枳壳、旋覆花等以大泻其肺。肺既虚而受邪，再以大攻伐之，则肺脏大损，致成劳瘵而不可救矣。霖目击心伤，不得不再饶舌以告来者。

有声无痰谓咳，都由于肺燥或肺气虚弱，不能咯出其痰。

如两手脉均虚细且涩，或虚浮者，宜用**炙甘草汤**（七）。

右脉洪大有力者，宜用**清燥救肺汤**（六十五）。

有声有痰谓嗽，都由于虚寒。

脉见虚浮且缓，或沉细且弱者，是肺虚夹风证也，宜用**黄芪建中汤**（六十六）。

痰薄白者，是湿痰也，加姜半夏、新会皮。

若左关脉浮弦而右虚弱者，是风邪入于风木之脏也，亦用**黄芪建中汤**（六十六）加荆芥、防风。若咳由夜甚者，或遇寒而发者，乃阴寒内伏也，亦用**黄芪建中汤**（六十六）加补骨脂、胡桃肉。若痰黏厚者津液枯也，宜用**炙甘草汤**（七）加天花粉、蒌仁、川贝母等。

如见血者，肺络伤也，亦用**炙甘草汤**（七）加橘络、藕节、白及末、小蓟炭、墨汁草等。

若痰黄且硬者，是胃火内燔也，宜用生地、花粉、蒌仁、石斛、火麻仁、梨汁、竹沥之类。

若脉弦紧者，是寒邪也，宜用**小青龙汤**（六十七）。

若脉沉弦者，是饮邪也。见于左手者，是水饮在清道间也，宜用**五苓散**（五十九）利之。

见于右手者，是痰饮在浊道间也，宜用**控涎丹**（六十一）泻之。

若气喘不能卧，右脉虚者，是饮邪在膈之候也，宜用**苓桂术甘汤**（六十三）掺入**小半夏汤**（六十八）。

若左脉虚微者，是水泛为痰之证也，宜用**附桂八味汤**（二十四）加灵磁石、牛膝。

若左关脉沉滑者，乃肝火上冲之候也，宜用**龙胆泻肝汤**（十）。

若右关脉沉滑且实者，是胃火内燃，上刑肺金之候也。虚体宜用北沙参、金石斛、瓜蒌仁、花粉、生地、梨汁、竹沥、浮石之类。实体可用**调胃承气汤**（十四），加入生地、蒌仁、花粉以治之。

又有肺痿肺痈之证作咳者，若吐浊沫而脉弱，或细数无根者，属肺痿证也，宜用**炙甘草汤**（七）。

若吐臭脓，胸中隐隐作痛，脉数实者，属肺痈证也，宜用**千金苇茎汤**（六十九）。

若脉虚细且迟者，亦用**炙甘草汤**（七）。

若右寸脉洪实，而喘不能卧者，宜用**葶苈泻肺汤**（七十）。

若吐脓如米粥，腥臭胸满，振寒脉数，宜用**桔梗白散**（七十一）。

若咳而气喘，目如脱状，脉浮大者是肺胀也，宜用**越婢加半夏汤**（七十二）。

又咳而上气，喉中作水鸡声，脉弦紧者，此风寒束肺，痰饮阻塞之候也，宜用**射干麻黄汤**（七十三）治之。

咳嗽之种类繁多，不胜枚举，须细察脉症以治之。岂可以通套泻肺之药而杀人于不顾耶。

疟疾论治

疟疾一证，在夏秋之间为多。究其原因，都由于暑湿蕴伏营卫之间，营卫被暑湿所阻，故阴阳相争而为之寒热也。惟疟之种类甚多，发作无一定。

其发作也，有先寒后热者，有先热后寒者，有但热而不寒者，有但寒而不热者，有寒多热少者，有寒少热多者；有汗出而解者，亦有无汗而解者；有发于日间者，亦有至夜间而发者；又有一日一作者，有二日三日一作者。同为之疟，而感邪有轻重浅深，或感寒暑寒湿，或暑热湿热之殊。是以同一感受暑湿，而所发之疟，则种类各殊，而治法亦不可拘执。虽属轻微之疟疾，诊治一差，即变为湿温证。以及亡阳证之误死者，不可胜数。须审明其寒热虚实、阴阳偏胜之分以调治之，则虽疟类众多，亦不难迎刃而解矣。霖对于治疟之法，颇有心得，爰特制**化湿汤**，依后各种见证以加减之，无不应手而愈。

自制**化湿汤**方（并治湿温证暑热证之极效神方）：姜半夏三钱、云茯苓四钱、炙甘草一钱、滑石末四钱、香青蒿三钱、炒茅术钱半、焦新会钱半、小青皮钱半。

此方用半夏、茯苓、甘草，是**消暑丸**方也。滑石、甘草，六一散方也。用以治中下二焦之湿热，从大小便而出也。茅术、陈皮、青皮以治其上中二焦之暑湿也，再用青蒿以解其暑热。初起者无论一日二日三日之疟，用此方服之，两剂即瘳。亦不用常山、草果之截以留邪而变病百端。此方不过化其暑湿而其疟自愈。间或不愈者，照后加减治之，无不效验如神，且无后患。

若先寒后热者乃正疟也，用**化湿汤**加生姜二片。

先热后寒者，乃邪疟也，照方加辰砂一钱。

但热而不寒者，乃瘅疟也，照方加煨石膏四钱，肥知母一钱半。

但寒而不热者，乃阴疟也，照方除青蒿，加附子一钱，干姜六分。

如寒多热少者，乃阴有余而阳不足也，照方除青蒿加桂枝钱半，附子一钱。

热多寒少者，乃阳有余而阴不足也，照方加炙鳖甲六钱，制首乌四钱。

有汗而解者，正能敌邪也，即照原方服之。

若无汗而解或热不退者，乃正不敌邪也，照方加生芪四钱，于术三钱，制首乌六钱，酒炒当归身四钱，生姜三片，大枣三枚。

发于上午者，乃气虚也，照原方加生黄芪四钱，炒于术三钱。

发于下午者，乃血虚也，照原方加酒炒当归四钱，制首乌六钱。

如日晡热甚者，乃热入阳明也，照原方加石膏六钱，知母钱半。

若发于夜间者，乃阴分虚也，照原方加炙鳖甲、制首乌、酒炒归身各四钱。

一日一作者，卫阳尚未衰弱也，悉照原方服之。若不愈，照上见症以加减之。

二日三日一作者，卫气衰而邪已深也，照原方加生黄芪、西潞党参酒炒、归身、制首乌各四钱，炒于术三钱，炙鳖甲六钱。

若寒热而多服凉表药，以致汗不出而热不退者，乃元气亏极、正不敌邪也，照原方加生黄芪、西潞党参酒炒、归身各四钱，炒于术三钱，制首乌六钱，生姜三钱，大枣三枚。

若热至夜甚者，加甘杞子四钱。若服之而不效，舌苔白滑者，乃正元亏极，阴盛格阳也。照原方除滑石青蒿，重加参芪各六钱，于术四钱，制首乌、甘杞子各六钱，归身四钱，炮姜一钱，制附子片二钱，生姜三片，大枣四枚。服之必热退。

若神昏谵语，甚至发狂者，不可作热入心包治，乃阴盛格阳，而阳欲逃亡也。脉虽数大无伦，必浮散无根。若作热治，必死。须照上正元亏极、阴盛格阳之治法，热药冷服之，必愈。

疟久不愈，或湿温证后都发白瘖，其缘皆属湿入于肺。医不治其湿，而再伤其肺，故发见白瘖。亦宜用**化湿汤**，加生芪、制首乌、钩藤（后入）各四钱，炒于术、西潞党参各三钱，柴胡、薄荷（后入）各钱半，服之无不应验。

湿温证

湿温证，都发于夏秋之间。晚发者，至初冬时尚有。其病之因，皆由暑湿内伏而化为热也。亦有由于疟疾误治而致身热不退者。其症身重肌热，或渴或不渴、舌苔白滑、脉沉涩者，均湿温证之确症也，亦宜用化湿汤（见疟疾门）。如治疟法加减。此由霖经数十年之治验，其效非常，万无一失，切勿轻视此方。

痢　疾

痢疾一证，虽四时皆有，然秋天为多。究其原因，大都由于肺气贲郁不能下降、大肠枯涩不能滑利所致。其病之多患于秋者，以秋属燥金司令之时，肺与大肠当旺之际。其肺气郁不能下降以送粪而出，大肠枯燥，不能润泽而滑爽以行。是以里急后重，欲便不能。其痢之或赤或白，或赤白相兼，或如鱼冻，或如蟹沫，或如腐脓，或如屋漏水者，以有寒热虚实之分也。病之变化虽不一，然总之均由肺气贲郁、大肠枯涩而然。霖探悉其源，用自制**导气润肠汤**，见症加减之，无不药到病除。

自制**导气润肠汤方**：制川朴一钱、炒枳壳钱半、尖槟榔二钱、炙甘草一钱、东白芍（酒炒）六钱、全当归（酒炒）八钱、小青皮钱半、莱菔子三钱。

如不欲食者，谓噤口痢。照方除川朴、枳壳、槟榔、莱菔子，加石莲子（打碎）四钱，北沙参六钱，用焦锅巴煎汤代水。

如白痢，照方服之即愈。

若赤痢或赤白相兼者，是大肠火也，加醋炒川连红花各钱半，地榆二钱。若不愈者，再加制大黄三钱。

如鱼冻者，寒证也，照方加附片炮姜各一钱。

如蟹沫者，是肠中有风邪也，照方加防风二钱，葛根一钱。

如脓腐，而脉洪实者，是大肠火也，照方加大黄三钱，醋炒川连一钱半。

如屋漏水或五色皆有者，大肠已溃烂，都属不治也。若脉有力而胃未败者，加醋炒川连一钱，生甘草二钱，制大黄二钱，金银花四钱。

若脉无力而腹不痛，不后重者，是脾肺虚极、中气下陷，而大肠不固也，宜用**补中益气汤**（二十二），加酒炒白芍、罂粟壳。须知痢证腹痛后重者，属于气滞也，不可服参术芪以补气。如不痛不后重者，须补脾可愈。利气攻泻之药，在所大忌。

又有休息痢，或作或止，经年累月不愈者，乃宿积积滞于肠胃坳处也。若白色者，是寒积也，宜照原方加巴豆霜七厘。若赤色者，是热积也，宜照原方加制大黄五钱，可以永除后患。然赤痢间或亦有寒证，白痢间或亦有火证，务须察脉辨证以治。

目　疾

各种眼痛，目赤不痛，迎风流泪，见日羞明，目光发花，瞳神退光，视物两歧，目翳遮睛。

目属肝肾。肝为风木之脏，感受风邪，必先入肝。故目疾风邪为多，肝肾虚亦不少。如风火眼痛，脉见左浮弦者，是风邪入肝证也，宜用荆芥、防风、赤芍、草决明、菊花、谷精珠之类。若肝郁作痛，用柴胡、薄荷、草决明、杭菊、刺蒺藜、赤芍、谷精珠、丹皮、白芍、甘草、茯苓之类。若左手脉浮洪者，是肝火证也，用**泻青丸**（十一）。如右脉浮数且长者，是胃火在气分之证也，宜用**白虎汤**（十三）加生地、熟地。如右脉见沉实且滑者，是胃火在血分也，宜用**调胃承气汤**（十四）加生地、熟地。如脉细弱且微，或浮濡、左尤虚者，是肝肾虚之证也，宜用**杞菊地黄汤**（三十一）。

又有目红不痛，脉虚细者，亦肝肾虚之证也。轻者用**杞菊地黄汤**（三十一），重者用**附桂八味汤**（二十四）。

迎风流泪者，是风邪证也。宜用防风、荆芥、刺蒺藜、薄荷、柴胡、草决明、甘草等。

见日羞明，目光发花，瞳神退光，视物两歧等证，均系肝肾大亏之证，皆用**附桂八味汤**（二十四）主之，无不应验如神（治验见上病治下法双目年久失明之症）。

目翳遮睛，目痛而生红翳，如脉左浮弦带数者，是肝经风热之证也，宜用荆芥、防风、蝉衣、刺蒺藜、赤芍、黄芩、生甘草、羌活、木贼草、谷精珠、灯心之类。如左脉虚而右脉旺者，是阳明火烁干肾水之证也，宜用**六味地黄汤**（二十三）加入**调胃承气汤**（十三）。

又白翳遮睛而不痛者，此系下元火衰微，宜用**附桂八味汤**（二十四）。

以上治法，均由霖经验而得，照上各法治之，无有不效。

耳 聋

耳聋之证，多由肾虚。亦有足少阴经、足少阳经之感受风邪。

若脉虚微，症由渐渐而起者，此系肾虚者，宜用**六味地黄汤**（二十三）加灵磁石。

若尺脉弦而耳鸣飕飕者，是风邪入于足少阴之证也，宜用独活、细辛、茯苓、甘草、附子。

若左关弦而见胁痛寒热往来者，是风邪入于足少阳经之证也，宜用**小柴胡汤**（九）。

如脉上虚下实者，是清阳不升之证也，宜用**益气聪明汤**（七十四）。

头脑鸣响

头脑响如雷鸣者，名为雷头风，宜用**清震汤**（七十五）。亦有下元虚极，其响如炮声者，宜用**附桂八味汤**（二十四）（参阅上病治下法徐友贤之妾治验）。

头顶心胀或痛

均属下元虚极，龙雷火升至极巅，均用**金匮肾气丸**（七十六）加磁石、薄荷（参阅上病治下法朱松如妻并吴玉孙夫人之治验）。

鼻塞鼻流清涕同治

鼻塞脉浮缓，用**桂枝汤**（一）。若脉浮虚者，用**黄芪五物汤**（七十七）。

鼻渊即鼻流臭涕不止

此由风气壅遏，清阳不升，浊阴逆上，宜用**苍耳散**

（七十八）。

鼻　衄

鼻为肺之窍。肺主气，气为血之帅，气不摄血，而血即逆上，由鼻而出。宜用**补血汤**（七十九）加沉香末、墨旱莲。若左脉虚微，是阴虚而虚火上冒之证，宜用生地、龟板、阿胶、墨汁草、女贞子之类。

口　甘

此是湿热伏于胃中之证，宜用**平胃散**（五十一）加滑石石膏元明粉。

口　苦

苦属火，肝胆火旺，则胆汁上泛，故口苦。

左关脉旺，用**龙胆泻肝汤**（十）。

若左脉虚者，乃水不涵木，而木火自焚之证也。宜用**六味地黄汤**（二十三）。

泻肝诸药均忌。

吞　酸

木曰曲直，曲直作酸，吞酸之症，都属肝木旺盛之证。然食滞中宫，亦有此症者。

一、食积。食积阴滞于中宫，脾不运化其食，而食味变酸，故泛出酸味。右关脉必沉实且滑，轻者**保和丸**（二十一）加瓜蒌、元明粉、白芍、炙鸡金，重者**大承气汤**（十五）。

二、肝木犯胃。其症胸脘不舒，呕吐酸水。脉弦数者，乃肝木犯胃之证也，用**戊己丸**（八十）。若左关脉旺盛者，用**龙胆泻肝汤**（十）。

三、木郁土中。脉左弦右虚者，是土虚木旺，木郁土中之证也，用**逍遥散**（八十一）加青皮、山栀、钩藤、石决之类。

口　渴

口渴之证，其因甚多。

一、胃火烁津。津液干涸而渴，右关脉洪数者，宜用**白虎汤**（十三）加生地、麦冬、沙参。若沉滑且实者，用**调胃承气汤**（十四）加生地、麦冬。

二、湿阻于上焦。津液不得上供，口虽渴而舌津润，用**平胃散**（五十一）之燥药以去其湿，则口反不渴，若用润药则口渴反甚。

三、湿阻于下焦。膀胱不能化津，其症小便不利而渴，用**五苓散**（五十九）。

四、风燥。风为伤血之物，血伤则精伤，水精乏于上供，故渴。左脉浮弦者，即风燥证也，用**滋燥养荣汤**（八）。

五、肾亏。下元真水亏极，内水虚而求助于外水，故口渴。左脉必虚，用**六味地黄汤**（二十三）。

六、真火不足。下元真火大亏，不能蒸腾水气，亦有口渴之症，尺脉尤虚，用**附桂八味汤**（二十四）。

七、肺虚。肺为水之上源，肺虚不能生水，水虚而作渴，右寸脉，宜用**生脉散**（六）与**六味地黄丸**（二十三）并服。

八、气虚下陷。劳乏伤元，元气下陷，亦有身热口渴之症。右寸关脉虚，宜用**补中益气汤**（二十二）。

九、汗多口渴。胃火内燃，津液外越，见身热口渴之症。脉右关沉实且滑者，用**调胃承气汤**（十四）。

十、三消。饮水多而小便不多者，谓上消，用**消渴方**（八十二）。若消渴易饥，左关脉洪数者，是胃火内伏之证也，用**甘露饮**（八十三）。若饮水多而小便亦多者，谓之肾消，用**白茯苓丸**（八十四）。

吐　涎

寒湿阻于脾胃，则脾不摄涎。

如右脉虚细者，用**六君子汤**（八十五）加煨益智。

如尺脉虚微者，是肾虚水泛也，用**附桂八味汤**（二十四）加磁石、牛膝。

如脉左浮弦者，乃风邪激动其津液也，用**二陈汤**（八十六）加荆芥、防风。

猝然不语

一、肾虚。肾经之脉，循喉咙夹舌本。肾虚，则其脉不能上循喉咙以夹舌本，故不能言。宜用**地黄饮子**（八十七）。

二、风邪。风邪入于会厌，咽喉阻碍而不能发音，脉浮弦者，用**六味汤**（四十四）。

三、真中风。猝然跌仆，四肢瘫痪，或半身下遂，口不能言，脉浮弦者，是真中风之证也。宜用**九味羌活**

汤（二十七）除生地、黄芩加白附子、半夏、南星。

失　音

肺属金，金为发音之源。凡风寒外束，并金水受损者，均有此症。

一、风寒。风寒外束于肺，肺气不宣，脉浮紧者，用**麻黄汤**（二）。如浮弦者用**六味汤**（四十四）加羌活、苏叶。如脉浮虚或微细者，是肺虚证也，宜用**黄芪建中汤**（六十六）。

二、咳久失音。咳久伤肺，金破则不鸣而失音，脉虚用**炙甘草汤**（七）。

三、肾虚。肺为肾之母，肾虚，则子盗母气以失音，脉尺寸俱虚，用**六味地黄汤**（二十三）掺入**生脉散**（六）。

气　急（即喘）

呼出心与肺，吸入肝与肾。呼吸不利，故气急，亦有邪正虚实之别。

一、肺气壅塞。肺气逆上不能下行，则肺胀作喘，右寸脉实大者，用**葶苈大枣汤**（七十）。

二、风寒。风寒外束于肺，肺气不利而作喘，脉浮紧者，用**麻黄汤**（二）。若浮缓者，用**桂枝汤**（一）。

三、痰阻。痰塞于肺，肺气阻碍而不宣，故气为之急，脉若浮弦者，是风痰也，用**千缗汤**（八十八）。若痰爽而薄白，舌苔滑润，口不渴，脉沉涩者，是湿痰也，用**二陈汤**（八十六）。如痰不爽，黏厚如胶，或口渴者，是燥痰也。用杏仁、蒌仁、麻仁、川贝、花粉、牛乳、白蜜、梨汁之类。若口渴引饮，口苦舌绛，痰厚且黄，脉洪数者，是热痰也。用藕汁、梨汁、蔗汁、竹沥、天竺黄、天花粉、风化硝、黛蛤散之类。若遇寒而发，夜间为甚，其痰薄白，脉细且迟者，是寒痰也。用**三生饮**（八十九）加姜汁甘草。又痰饮。仲景云短气有微饮，当从小便去之，**苓桂术甘汤**（六十三）主之，**肾气丸**（七十六）亦主之。

四、肺虚。肺气虚弱，呼吸无力，其气短如喘，脉右寸虚微。用**生脉散**（六）或**独参汤**（九十）。

五、肾虚。下元虚极，气不归元，脉尺虚者，轻则用**附桂八味汤**（二十四）加磁石、青铅，甚则加**二味黑锡丹**（九十一）并服。

喘证属于虚者极多，实者极少。每见时医不辨虚实，概用麻黄、葶苈，为治喘必不可少之药，不旋踵而死者，比比然也。医者永不悔悟，哀哉。

烦 躁

烦与躁，本非一种病情，然医书往往以烦躁并称，且时医多以烦躁为大热证。不知烦者，心神烦扰而多言，其言必有条不紊，乃为热证也。躁者，手足躁动不宁，不能安卧，欲坐卧泥水中，乃是阴盛格阳，或亡阳之证也。

总之烦而不躁、神志不模糊者，大都是实热证也；若神志不清者，大都是虚寒证也，即系实热证，亦有表热里热之分。仲景云："太阳中风，脉浮而紧，不汗出而烦躁，大青龙汤主之者，是表热而烦躁也。"又云："病人不大便五六日，绕脐痛烦躁，发作有时，此有燥屎，是热邪在里之烦躁也。"又云："阳微发汗，躁不得眠，与之下后，复发汗，尽日烦躁不得眠。夜而安静，不呕不渴，无表证，脉沉微，身无大热者，**干姜附子汤**主之。"又云："发汗若下之，病仍不去，烦躁者，**茯苓四逆汤**主之。"又"少阴病，吐利手足冷，烦躁欲死者，**吴茱萸汤**主之。"此皆烦躁之属于虚寒者也。

惟烦而不躁者，都属于热；躁而不烦者，都属于寒，即此烦躁之症。在伤寒证中，尚有表里寒热之不同，岂可一见烦躁，即为实热之证据，而用寒凉之药，置人性命于不顾哉！

谵　语（附癫狂）

谵语之症，有邪正虚实、寒热癫狂、阴盛格阳、神不守舍之不同，不可不辨。

一、实邪。见症寒凛发热头痛，肢倦身痛，发为谵语，其语侃侃而谈，有条不紊。此虽实邪证，然亦有表里寒热之不同，当分别以治之。

其脉浮弦且紧，身热无汗，郁闷不舒，是风寒外束，邪气不得外泄所致，宜用**麻黄汤**（二）。

若脉浮紧洪滑者，用**大青龙汤**（九十二）。

又热入阳明，右关脉沉实滑数者，用**大承气汤**（十五）。

又表证未除，里证又急，两手脉俱盛者，用**大柴胡汤**（九十三）。

若脉左手旺盛者，乃心肝火旺，其证或怒或笑，木被火焚而心烦，用**龙胆泻肝汤**（十）加朱砂、连翘。

二、正虚。正气亏极，精神散失，心经不能自主，亦有谵言，此即郑声。

郑重而言无伦次，时断时续，脉必微细，或浮濡且数，此属正气竭而阳欲亡之证也，用**人参养荣汤**（二十五），甚者加附子、炮姜。

又阴盛格阳，此证或由外感多服寒凉克伐药而致者，或由内伤正气竭而致者。见症身热如烙，面目俱赤，口渴唇焦，烦躁不宁，甚至发狂，欲坐卧泥水中，务须验之脉理，方可证实。其脉必沉细且微，或浮散而数，或数大无根，舌虽绛而润，此乃龙雷之火上升，阴极如阳之证。若用寒凉，沾唇即毙，须用**十四味建中汤**（二十六）加炮姜。

又正元虚极，神不守舍，合目即呓语喃喃，毫无次序，脉沉微或浮散且数者，用**养心汤**（九十四）加龙齿、牡蛎。

三、癫狂。癫属阴证，或默默不语，或出言无伦，见人作羞。此乃情志不舒之证，用**逍遥散**（八十一）加人参、半夏、龙齿、辰砂、茯神、枣仁、石菖蒲、胆星、珍珠母。

狂属阳证，亦有邪正虚实之别：

有热入阳明、膀胱蓄血、心神无主等证。若右关脉沉实滑数者，是阳明实火之证也，用**大承气汤**（十五）。若大便黑，小便利，少腹胀，尺脉弦数者，是膀胱蓄血证也，用**抵当汤**（九十五）。

又有元气不足，心神无主，脉微细。虽有殴人毁物，其力过人，不可作实证治，宜用**六君子汤**（八十五）（参术务须用至一两）加九节菖蒲一钱，归身四钱，茯神四钱，龙齿六钱，附子三分，加姜枣煎神效。

舌缩短并伸不能缩

肾经之脉，循喉咙，夹舌本，肾虚则肾脉不能上挟舌本，故舌短缩，脉微细者，此肾水亏极之证也，用大剂**六味地黄汤**（二十三）。

若两尺脉微细，舌白滑者，此肾中水火两亏之证也，用**附桂八味汤**（二十四）或**河间地黄引子**（八十七）。

又邪火烁干肾水，亦有此证，脉必洪数，或沉滑，宜用调胃承气汤（十四）加生地、麦冬、知母。

如舌伸而不缩者，此系脾肾俱竭之证，缘脾脉连舌本，肾脉夹舌本，脾肾俱竭，舌本无二脉以荣养之所致也，用大剂**十四味建中汤**（二十六）方可挽救。

喉　证

咽喉一证，其类甚多，究其原因，不外风寒、肾虚两种，实热证极少，即有者亦属风寒化热证。误用寒凉药，将邪遏抑于内，郁而化热。与伤寒初起，其邪在表，一用寒凉，引邪入里而化热无异。每见时医，无论何种喉证，概用寒凉以引邪入里，甚至不救，殊堪浩叹。霖经验有素，爰特将喉证简要治法，书之于后。

无论何种喉证，左脉浮弦者，用**六味汤**（四十四）加苏叶、羌活。右脉浮弦者，加葛根、白芷。

如浮虚且缓者，用**桂枝汤**（一）。

若脉浮濡或微细者，用**附桂八味汤**（二十四）（参阅“上病治下法朱近堂治验”）。

如初起用寒凉药遏抑，郁而化热，脉仍浮弦者，仍用**六味汤**（四十四）加减治之。

若见洪数滑实之脉者，是实热也，见于何部即依前各经之泻火药治之。

然总属虚火多而实火少，岂可擅用寒凉而不顾人命哉！

再白喉一证，耐修子有忌表之说，亦偏见也。然忌表者虽有，而不忌表者亦多。若一概忌表，而概用寒凉，则有表邪者将邪遏抑引入于里，必致不救。霖治愈白喉证甚多，见浮弦脉者，均用**六味汤**（四十四）加减，无不立愈。治愈之人，不知其数，幸勿误信白喉忌表之说而误人性命也。

吐　血

吐血一证，其因不一，有寒热虚实之殊，不可概用寒凉以误人命，为医者宜熟审而明辨之。

一、寒证。血逢寒则凝，凝则不能行于经络之中，而积聚于脾胃之内。脾胃不能运化其血，故吐血盈盂，变成紫黑块而出。脉必迟细，是血寒则凝之证也，用**大剂补血汤**（七十九）加炮姜、韭菜汁。

二、上热下寒之证。下元虚寒，龙火上升，致面赤戴阳，身热足寒，吐血如涌。其脉浮散，或数大无根，沉细且微者，此即龙雷之火上升而吐血，宜用**附桂八味汤**（二十四），若用寒凉必毙。

三、肝经风热。肝为藏血之府，又为风木之脏，风入于肝，则风激动其血，其血上升而吐，左脉浮弦滑数者，宜用**泻青丸**（十一）加钩藤、石决、薄荷、生地、荆芥炭、丹皮炭等。

四、气不摄血。肺主气，气为血之帅，肺气虚极，不能摄血。如兵无主将，则无纪律，以越伍而哗。右手脉虚微，用大剂补**血汤**（七十九）加人参、甘草、炮姜、血余炭。

五、咳久吐血。咳久肺络受伤，其血从痰中带出，恐成肺痨之证。无论何脉，用**炙甘草汤**（七）。若痰血成丝，或痰中有小血块者，是肾经之血也，用**八仙长寿丸**（九十六）。

六、胃火。胃为多气多血之海，又为统血之脏，胃火内燃，则血液沸腾而吐血。右关脉必滑数，用**调胃承气汤**（十四）加生地、墨旱莲、石斛、知母等。若左脉滑数者，是肝火之证也，用生地、丹皮、赤芍、青蒿、钩藤、石决、甘草、鳖甲、小蓟、黛蛤散等。

颈项强

此乃风寒入于太阳阳明两经之证。

脉浮紧者，用**麻黄汤**（二）。

若脉浮弦者，用**九味羌活汤**（二十七）除生地黄芩。

若右脉浮紧者，是阳明证也，宜用**葛根汤**（九十七）。

头面肿（参见大头瘟）

头为最高部位，惟风可到。风邪上升至头，故头为之肿。

如左脉浮弦者，用**九味羌活汤**（二十七）加金银花、生甘草、薄荷。

若脉右虚者，加生黄芪、潞党参。

若脉洪大者，是大头瘟也，用**普济消毒饮**（四十二）。

若脉沉微沉细或浮散无根者，是下元虚寒，龙雷之火上升而然也，用**附桂八味汤**（二十四）。

颈项肿（参见虾蟆瘟俗名鳗鲤蛊）

此症多属风邪。

若脉浮弦者，用**六味汤**（四十四）加羌活、苏叶。

若脉微细或浮散无根者，是下元虚寒阴火上冒之证也，用**附桂八味汤**（二十四）。

瘰　疬

肝经之脉上循喉咙，肝木郁结不舒，其所行之经脉不利，致郁痰凝结于喉咙筋络之中，是以硬核累累，而成此瘰疬之证也。

宜用**逍遥散**（八十一）加川贝、象贝、元参、牡蛎、半夏、白芥子、橘叶。

噎　嗝（参阅前噎嗝论治）

饮食不下为噎嗝，其类甚多。

一、咽燥。肺为水之上源，肺燥则津液匮乏，致咽喉枯槁，食不能下，脉象细涩者，用**五汁安中饮**（九十八）。

二、肝胃火。火性炎上，肝火或胃火上冲至咽喉，食不能进，脉左洪数且实者，是肝火也，用生地、丹皮、钩藤、石决、薄荷、甘草、川连、黛蛤散等。若右关脉洪数且实者，是胃火也，用石斛、元明粉、梨汁、藕汁、竹沥、天竺黄、天花粉等。

三、气嗝。脾肺虚弱，宗气不运，致成气虚中满，则饮食不进。右脉虚微，用**异功散**（九十九）加青皮、木香。

四、气滞。气不运化，而填塞于胸，致饮食不进，用**苏子降气汤**（一百）。

五、血嗝。瘀血阻塞于上焦，胸膈不利，食不能下，左手脉见弦涩者，用**桃仁承气汤**（一〇一），或用川芎、赤芍、生地、丹皮、桃仁、红花、甘草、归尾、失笑散等。

六、痰嗝。顽痰窒塞于上中二焦，致上中二焦之气化不行，而食不能进。即使能进，亦必吐出。若脉弦滑者，是热痰也，用瓜蒌仁、天花粉、贝母、天竺黄、竹沥、梨汁、姜汁之类。若脉弦迟者，是寒痰也，用**导痰汤**（一〇二）加姜汁。若右脉沉弦者，是痰饮之证也，用**控涎丹**（六十一）（治验见中卷“噎嗝门痰嗝宿病”）。

七、寒嗝。脾胃虚寒，中宫失运化之宜，致饮食不进，即食下亦必吐出。右关脉虚微且迟者，用**理中汤**（一〇三）。若尺脉虚微者，是火不生土，而脾胃虚寒也，用**大建中汤**（一〇四）掺入**二神丸**（一〇）。

八、心肝火。木为生火之源，火性炎上，以克肺金，致肺气不得下行，咽膈间不利，而饮食不下，左寸关脉洪数者，宜用**清咽太平丸**（十六）加川连、代赭石。

九、食嗝。食滞中宫，中焦之气化不行，致见食则哑，右关脉滑实者，是食嗝也，用**保和丸**（二十一）加减（见前食积门）。

十、酒嗝。酒性热而质寒，以伤肺胃，且其性甚烈，以助肝胆之火。火旺则克金，致肺气逆上，得食则泛恶，脉左盛右虚者，用**代赭旋覆汤**（一〇六）加神曲、陈皮、葛花、鸡距子、于术、泽泻、川连等。若右关脉盛者，是胃火旺之证也，宜用大黄、元明粉、焦神曲、焦新会、葛花、鸡距子等。

十一、梅核嗝。其症咽间梗梗然，如有梅核之状，吞之不下，吐之不出。一属于痰，一属于肝气郁结。若痰，见前痰嗝治法；若肝气郁结，脉必弦涩，宜用**逍遥散**（八十一）掺入**枳桔汤**（一〇七）以治之。

十二、结胸。其邪在表之证，医者误以下药治之，致成结胸之症，而胸膈胀满，饮食不下者，用**小陷胸汤**

（一〇八）。

关格证（参阅“下病治上法汪子先治验”）

口不能食于上，谓之格。大小便不通于下，谓之关。上下皆不通，谓之关格。此属极险恶之证，人迎气口脉俱盛者是也。自古以来，未有相当之治法，唯喻嘉言发明用**进退黄连汤**（一〇九）及**资液救焚汤**（一百十）、**附桂八味丸**（二十四）。

霖每遵其法，以左之人迎脉盛者加重川连，右之气口脉盛者，加元明粉，并服**资液救焚汤**（一百十）及**附桂八味丸**（二十四），甚效。

呕　证

有声有物为呕，其症亦有数端，当细辨之。

一、食积。其症胸脘胀满，头晕恶食，右关脉滑盛，用**保和丸**（二十一）加减（见前食积治法）。

二、痰饮。其症胸膈窒塞，得饮食即呕，右脉沉弦者，用**二陈汤**（八十六）加姜汁，吞**控涎丹**（六十一）五分。

三、水结胸。其症胸膈不通，小便不利，得水即呕，左脉沉弦者，用**五苓散**（五十九）。

四、肝气。见症胸脘作痛，呕逆清水，或酸水，脉左弦右虚，用**逍遥散**（八十一）掺入**瓜蒌薤白半夏汤**（一百十一）加川连。若左脉弦滑洪数者，用**代赭旋覆汤**（一〇六）加钩藤、石决、川连、薄荷。

五、邪入足少阳。其症耳聋胁痛，寒热往来，左脉浮弦者，用**小柴胡汤**（九）。

吐　证

有物无声为吐，多属于寒。

一、下元火衰。下元真火衰微，不能腐化谷食，则早食暮吐，或暮食早吐，脉微细者，用**二神丸**（一〇五）加生姜、大枣、胡桃肉。

二、痰饮。痰饮阻于胸膈间，胃气不行，致胸膈胀满。或漉漉作声，食物即吐，亦有早食暮吐者，右脉必沉弦。轻者用**苓桂术甘汤**（六十三）加半夏、陈皮、姜汁，重者用**控涎丹**（六十一）（治验见噎嗝门痰嗝宿病）。若左手沉弦者，宜用**五苓散**（五十九）。若两手脉均弦者，用**小青龙汤**（六十七）。如其不效，用**五苓散**（五十九）煎汤，吞**控涎丹**（六十一）五分。

嘐 证

有声无物为嘐。此证都由五脏津液亏极，五志火炎，金被火克，脾胃枯槁所致，宜用甘寒清润之药，如**五汁安中饮**（九十八）加生地汁、麦冬汁、石斛汁、竹沥之类。

如右关脉滑数者，是胃火上冲而致也，宜用**调胃承气汤**（十四）加石斛汁、生地汁、麦冬汁、茅根汁、梨汁、蔗汁、竹沥、牛乳之类。

如左关脉滑数者，乃肝火上冲之证也，宜用钩藤、石决、薄荷、小生地、连翘、山栀、甘草、青蒿、丹皮、赤芍之类。

如脉沉弦者是痰饮内阻之证也（见呕吐证痰饮治法）。

呃 逆

此证都由金被火克，肺气不得下行所致。

一、肝气。肝为将军之官，其锋锐不可当，肝气上升以侮肺，肺气与肝气相激战，故成此呃逆之证。脉必左盛右虚，宜用**代赭旋覆汤**（一〇六）加川连以治之。

二、肝火。肝夹火以上侮于肺，肺欲制肝而不能，似呼援之状，而成此呃逆。其脉左弦数者，宜用**龙胆泻肝汤**（十）。若体虚胃呆之人，只须重用钩藤、石决、生地、赤芍、丹皮、菊花、薄荷、山栀、青蒿、黛蛤散（三十九）、甘草、连翘等。

三、胃火。火性上炎，胃火旺盛，则上刑肺金，肺气不能下行，而反逆上，故亦成呃逆，其脉必右关滑数。若中候见此脉者，是其火在气分也，用**人参白虎汤**（三十七）。若沉候见此脉者，是其火在血分也，用**调胃承气汤**（十四）。若虚体胃呆者，用石斛、生地、天花粉、元明粉、甘草、天竺黄、竹沥、梨汁、蔗汁、藕汁、芦根汁等（治验见中卷阳盛格阴第一治法）。

左手不举（左半身不遂参治）

一、血虚。人之左半身属于血分所主，血不荣筋，则左手之筋络不舒，故无力以举。左脉必虚，宜用**当归四逆汤**（一百十二）加桑枝、桑寄生、杜仲、续断、金毛狗脊等。

二、风邪。四肢为肝木之分野，肝为风木之脏。风邪外袭，必入于肝，是同类相求之义。肝藏血以主筋，风邪入肝，则血分受损，而筋失其养。故手为之不举，左脉浮弦者，是风邪入肝之证也。宜用**不换金丹**

（一百十三）加当归、白芍。

三、瘀血。此证或由跌仆，或由持重而起，致瘀血凝滞于筋络间。其症筋络酸楚，皮肤筋络青紫，左脉弦涩者，是瘀血证也，宜用当归、红花、川芎、赤芍、苏木、泽兰、片姜黄、陈酒等，将此药内服外擦甚效。

四、痰阻。顽痰内伏，气血被阻，亦有两手不举之证，脉必弦滑。用**导痰汤**（一〇二）加风化硝。又痰饮见中风门中痰类中治验。

右手不举（右半身不遂参治）

气虚。人之右半身属于气分所主，气虚则筋骨乏气以充灌，故右手无力以举，右脉必虚，宜用**补中益气汤**（二十二）加油松节、茅术、桑寄生、桑枝等。其他各症与左手同治。

臂　痛

一、痰阻。手阳明大肠经之脉，循臂入肘，顽痰阻滞于大肠之内，大肠之经脉不行于臂，故臂为之痛，右关尺脉弦滑，宜用**导痰汤**（一〇二）加风化硝。

二、瘀血。其证或由跌打损伤，或由持重过甚，以致瘀血凝滞于皮肤筋络之中，故臂为之作痛。左脉弦涩者，用归尾、川芎、桃仁、红花、赤芍、泽兰、丝瓜络、桑枝、桂枝、金毛狗脊等外搽而内服之。

三、气滞。大肠经气血俱盛，气滞则血凝。大肠经之气血不和，故臂为之痛，脉象沉弦带涩，用**乌药顺气汤**（一百十四）加片姜黄、当归。

四、湿阻。湿阻于大肠经，大肠经之经脉不行于臂，故臂为之痛，脉沉细且涩，宜用**胃苓汤**（四十一）。

五、痈疽。臂痛在一处而红肿者，为痈，脉必洪数，宜用**真人活命饮**（一百十五）外敷**铁箍散**（一百十六）。不肿而内有硬块且酸痛者为疽，脉象迟细，宜内服**阳和汤**（一百十七）并**小金丹**（一百十八）外贴**阳和膏**。

胸膈胀满

一、食积。食滞于胃脘之中，胃气不行，而填塞于胸膈之间，致胸膈胀满，脉左虚右滑者，是食积证也，宜用**保和丸**（二十一）（加减照食积门治法）。

二、气虚。宗气虚弱气不运化，致气虚中满，右脉

必虚，用大建中汤（一〇四）（治验见鼓胀门第三）。

三、湿阻。脾为湿土，土不化湿，则湿阻于上中二焦，致胸膈胀满。右寸关脉沉弦且涩者，是湿阻于上之证也，用**平胃散**（五十一）。

四、痰阻。顽痰窒塞于中，中土失于运之宜，以致胸膈胀满，右寸关弦滑，宜用**导痰汤**（一〇二）。若右脉沉弦者，是痰饮证也，宜**控涎丹**（六十一）。

五、肝木犯胃。土虚木旺，木犯中土，中土失运化之机，致胸膈胀满，或作痛，或呕逆，左脉盛而右脉虚，宜用**黄芪建中汤**（六十六）加川连、代赭石。

六、肝气。郁怒伤肝，肝气上逆而作痛，或呕吐清水致胸膈胀满，脉左关弦长者，是肝气证也。用**逍遥散**（八十一）掺入**瓜蒌薤白半夏汤**（一百十一）。

七、结胸。表邪未除，为医者误下，致热邪与痰留滞于上焦，胸膈为之胀满，按之作痛，右寸关脉弦滑者，是结胸证也，宜**小陷胸汤**（一〇八）。若胸腹俱胀痛，手不可按，右关脉弦滑且实者，此热邪与饮深入阳明之结胸证也，用**大陷胸汤**（一百十九）。

八、肺胀。饮邪入肺，肺气壅塞，其症喘急胸胀。用**葶苈泻肺汤**（七十）加甘遂末一分吞。

心　痛（参见胃气痛并胸痹痛肝气痛）

心为君火，乃一身之主宰，神明所出之脏，外有包络以护卫之，故邪不能犯。所犯者，心包络也。若犯心君，多致不治。

一、寻常心痛者，乃寒邪犯心包之证也。其脉沉细，用**姜桂汤**（一百二十）即愈。

二、若内犯心君，其痛如割，头面手足俱现青紫，脉沉微者，是真心痛也。此最为危急之症，早发夕死，夕发早死，宜用大剂**四逆汤**（三十二）加桂心四五钱，方可挽救。

三、留饮。饮邪犯及心包，乃水克火证，亦其痛如割，惟饮汤则吐，右寸关脉沉弦者是也，用**控涎丹**（六十一）（治验见怪症门心如捶击）。

心　悸

心悸一证，有寒热虚实之别，不可不辨。

一、寒悸。心属火，寒属水，寒气逼心，犹火被水克。故形寒心悸，脉沉迟。用**姜桂汤**（一百二十）。

二、热悸。心本是火，火焚其心，则心君不安而悸。脉必洪实且数，舌尖绛，懊侬不寐，厄厄欲呕。用

导赤各半汤（一百二十一）。

三、虚悸。心主血，血不养心，则心无所护，而惊悸不安。神思恍惚，健忘少寐，左寸脉虚微，用**天王补心丹**（一百二十二）。若右寸脉虚微者，是气虚肺痿。心不自持以作悸也，宜用**归脾汤**（一百二十二）。

四、实悸。饮邪在膈，水凌心下，火被水克，故心悸不宁，甚至肉瞤筋惕。右关沉弦者用**控涎丹**（六十一）。若左关尺沉弦者用**五苓散**（五十九）（治验见怪症门心如捶击）。

不 寐

不寐之证，人皆责诸心，不知脾肾脏腑之阴阳不和，皆能令人不寐也。经曰："卫气留于阳，则阳气满，不得入于阴，则阴气虚，故目不瞑。"又云："胃不和则卧不安。"其不寐之非关于心可知矣。故仲景治伤寒，虚烦不得眠，用**栀豉汤**（一百二十四）以清泄之。心烦不得眠，用**黄连阿胶汤**（一百二十五）以清补之。昼日躁烦不得眠，用**干姜附子汤**（一百二十六）以温热之。见证用药，皆无一定之法。

一、肝肾虚。肝藏魂，肾藏志，肝肾虚，则魂与志皆不安，且肾气不得上交于心，故不寐。左脉沉细而涩者，老人最多此证，用**斑龙丸**（一百二十七）。

二、胃火与食积。其心肾相交而寐者，由中土之黄婆为之媒介也。中土受病，则心肾不能交，故不寐。即胃不和而卧不安也。清其胃火，而消其食积，则寐安矣（治法见脾胃火及食积门）。

三、心肝火。心肝火盛，则神魂皆不安，故不寐。清其心肝之火，自然安寐矣（治法见心肝火门）。

四、痰阻。痰阻于中，则阴阳不通，故不寐。《内经》饮以**半夏汤**（一百二十八）一剂，即安。

五、心神虚。其证神思恍惚，似寐非寐，或梦中惊醒，左脉虚者，用**安神定志丸**（一百二十九）。

凡患一切外感内伤杂症，皆令不得安寐，须探悉其病源，治愈其病根，则不治其不寐，而寐自安矣。

胃　病

胃为司谷之海，主荣养周身，为后天之本，又为中州之土。四旁有病，必及中州，故胃病极多，兹略述数端，以供参考。

食不消化

一、脾不运化而不消，右脉必虚，用**异功散**（九十九），或**小建中汤**（一百三十）加陈皮。

二、胃寒不能消化，脉必迟弱，用**理中汤**（一〇三）。

三、下元真火衰微，不能腐化谷食，脉微细。用**二神丸**（一〇五）。

四、胃气作痛，或呕吐，脉二关见中弦者，乃肝木犯胃之证也。用**小建中汤**（一百三十）。

五、胃火不能杀谷，脉必洪数，或沉实。如脉洪数，用**白虎汤**（十三）；脉沉实而胸腹胀满者，用**大承气汤**（十五）；如胸胀满而腹不胀者，用**小承气汤**（一百三十一）；若胸腹舒畅者，用**调胃承气汤**（十四）。

六、心肝火旺，其症呕吐酸水，或苦水，食人即出，脉左寸关洪数者，用**半夏泻心汤**（一百三十二）。

七、食积阻于胃脘之中，或吞酸，或呕吐，或吐泻交作而恶食，食则胀痛，右关脉沉实沉滑者，即此证也（治法见食积门）。

八、早食暮吐，暮食早吐（治法见吐证门）。

能食易饥

一、胃风。脉见浮弦或中弦，食之即饥者，是胃风证也，用**自制胃风汤**（一百三十三）。

二、胃火。胃火太盛，则食物易消，故食后即饥，右关脉洪数者，用**泻胃散**（一百三十四）。若沉实且滑者，用**调胃承气汤**（十四）（治法见前食不消化第五条）。

饥不能食

一、肾亏。肾为胃之关，肾中之水火两亏，即土无水润，而食不能进，火不生土，故饥而不欲食，脉必沉微，用**附桂八味丸**（二十四）。

二、痰阻。顽痰阻塞于上焦，则咽门不利，故胃虽欲食，而咽不能进，脉右寸关脉沉弦滑者是也，用**涤痰汤**（一百三十五）加全瓜蒌、旋覆花。若右寸关脉沉弦者，用**控涎丹**（六十一）。

胃气痛（见后胸痹门再参见肝胃痛门）

一、肝木犯胃，其症胃脘痛，有形上升而呕吐，左脉旺而右脉虚者是也，用**代赭旋覆汤**（一〇六）加白芍、川连、全瓜蒌、薤白头。

二、痰饮。胃脘痛而呕吐痰水，右关脉弦滑者，用**导痰汤**（一〇二）加风化硝、瓜蒌仁。若右脉沉弦者，用**控涎丹**（六十一）。再胸中有形如盘，四围有旋边，亦痰饮证也，用**枳术丸**（一百三十六）掺和**二陈汤**（八十六）。

三、食积（见食积发热）。

四、胃寒其症喜按，喜饮热汤，遇寒而发，夜间为剧，脉沉迟者，用**四逆汤**（三十二）。若脉沉微者，用**附子理中汤**（三十三）。再胸腹胀痛，似拳突出，手不能触近，脉虚微者，此系胃虚且寒，即至虚有盛候之证也，用**大建中汤**（一〇四）。又胃部突出作痛，手不可按，脉弦紧且实，是寒积痛也，用**姜桂汤**（一百二十）加牵牛、槟榔、肉蔻、陈皮、神曲、山楂（参见食积发热寒积治法）。

五、虫痛。其症饱则痛缓，饥则痛甚，唇内有白点，或面上有白点者是也，用**化虫丸**（一百三十七）。若吐蛔虫者，用**乌梅丸**（一百三十八）。

胁 痛

一、邪入少阳。胁为少阳经所过之处，邪入少阳，有胁痛之证，脉必左浮弦，用**小柴胡汤**（九）。

二、饮邪。《金匮》云留饮者，胁下痛引缺盆，咳嗽辄已，脉必沉弦，用**控涎丹**（六十一）。

三、肝气。肝郁不舒，其气上逆而胁痛，左脉弦而痛在左者，用**柴胡疏肝散**（一百三十九）掺入**失笑散**（三十）。右脉弦而则痛在右者，用**推气散**（一百四十）掺入**甘芍汤**（一百四十一）。

四、瘀血。瘀血之痛，在一处如刀割，且恍惚多忘，即许叔微谓上焦蓄血如狂，其脉必弦涩，宜用**玉烛散**（一百四十二）加红花、桃仁。

五、食积（见前食积门）。

胸　痹（即俗名肝胃气痛参阅肝气痛治法）

《金匮》云：胸痹痛者，痛在胸膈之间，其证心痛彻背，背痛彻心是也，用**瓜蒌薤白白酒汤**（一百四十三）。如呕者，加生姜、半夏、川连。如胸膈胀满者，加枳壳、厚朴。

腰　痛

腰为肾之腑。凡腰痛人皆作为肾虚，不知风寒燥湿火之伤肾，皆有作痛之证，岂可作为一例治之耶。

一、风痛。风善行数变。风痛者，非痛在一处，若流走不定，能仰不能俯，脉左关尺浮弦者是也。用**独活寄生汤**（一百四十四）。

二、寒痛。寒痛者，痛在一处不移，按之稍止，夜间尤甚，脉迟细者是也。用**青蛾丸**（一百四十五）。

三、燥痛。肾为水脏，主五液者也。真水枯涸，则肾无水养故作痛。见症必口燥舌干，目涩少寐，脉象细涩，宜用**元麦地黄汤**（一百四十六）。

四、湿痛。湿气伤肾，则肾脉不行，腰重如带五千钱而作痛。痛在一处，能俯不能仰，脉象沉细且涩，宜用**五苓散**（五十九）加杜仲、毛脊。

五、火痛。邪火烁干肾水，故腰亦作痛。见症身热口渴，小便涩赤，脉象洪数者是也，用**知柏八味丸**（一百四十七）。

六、肾虚。淫欲过度，肾精枯竭。见症精神疲倦，足膝痿弱，腰酸且痛者是也。用**六味地黄汤**（二十三）加杜仲、苁蓉。

少腹痛

古人谓少腹属阴，多属于寒。然《伤寒论》有少腹满痛，而用**大陷胸汤**（一百十九）下之者，岂谓之寒证乎。凡病皆有寒热虚实之别，未可拘于一定也。

一、热痛。仲景云：潮热从心下至，六七日不大便，口燥而渴，小腹满痛不可近者，此热入阳明之证也。用**大陷胸汤**（一百十九）。

二、实痛。大肠有燥屎，少腹满痛，大便秘而口渴，右关尺滑数，用**大承气汤**（十五）。

三、蓄血。见症其人如狂，小便利，大便反易而黑，小腹胀痛，尺脉弦滑者，乃膀胱蓄血证也，用**抵当汤**（九十五）。

四、邪入膀胱。伤寒失表，邪入太阳之腑，口渴，小便不利，小腹胀痛，脉沉弦者，用**五苓散**（五十九）。

五、寒痛。寒邪直中阴经，真阳逃亡，下元寒极而小腹疼痛，四肢厥冷，皮色青紫，脉象沉微，用**四逆汤**（三十二）。

六、疝气（见疝气门）。

七、虚痛。妇人经后，少腹作痛，此血虚空痛之证也，用**四物汤**（一百四十八）。

七、瘀血。妇人经前作痛，属于瘀血所阻，用**代抵当汤**（一百四十九）加**失笑散**（三十）。

八、恶露。妇人产后，恶露凝滞，少腹有形作痛，用**生化汤**（一百五十）加**失笑散**（三十）。

腹痛及盘脐痛

脐属于脾胃经所过之处，其盘脐作痛者，都属于脾胃之证也。盘脐痛，方书多谓寒痛，然热痛亦不少。须详辨其诊候，方可证实其病情，未可胶执成见也。

一、寒痛。寒痛必喜按，得热则缓。小便清利，脉象迟细者，用**四逆汤**（三十二）加白芍。

二、肝火。肝木夹火以犯脾胃，亦有盘脐作痛之症。痛不耐按，喜寒恶热，小便赤涩，左关脉洪数者是也，用**龙胆泻肝汤**（十）加青皮、白芍。

三、燥屎。伤寒热入阳明，不大便六七日，绕脐痛，烦躁发作有时者，此有燥屎也，用**大承气汤**（十五）。

四、食积。腹中胀满，恶食吞酸，或泄泻，右关脉沉滑者，是食积证也（见前食积门）。

五、痧证。夏秋之间，最多痧证。痧气内伏，脐腹绞痛，头晕倦怠，脉象弦涩。此系绞肠痧之证也，宜用青皮、陈皮、丹皮、赤芍、泽泻、川芎、红花、半夏、云苓。

六、干霍乱。其症脐腹绞痛，欲吐不吐，胸膈满闷，心中懊憹，此干霍乱之证也。宜用**藿香正气散**（一百五十一）（参阅前霍乱治法）。

七、腹痛泄泻。腹痛泄泻而脉浮弦者，乃肝木夹风，以克胃土之证也。宜用**痛泻要方**（四十七）。

疝　气

疝气者，俗名小肠气。小腹痛引腰脊，其气下坠，睾丸作胀是也。即《内经》谓“小肠病者，少腹痛，腰脊控睾丸而痛之证也。”又云“任脉为病，男子内结七疝，女子带下瘕聚。”《内经》谓“七疝者，㿗疝、厥疝、疝瘕、冲疝、卒疝、㿉疝、狐疝也。”巢氏谓“七疝者，厥疝、癥疝、寒疝、气疝、附疝、盘疝、狐疝也。”张子和谓“寒疝、水疝、筋疝、血疝、气疝、狐疝、㿗疝之七疝也。”致后人聚讼纷纷，莫衷一是。

然疝之为病，不外风寒湿三者人于气血之中，致阴阳偏胜而成。盖人身左属血分所主，右属气分所主。凡患左睾丸肿痛者，属血分阴分。右睾丸胀痛者，属气分阳分。此乃扼要之法，不必细分七疝以治之。

是以张仲景用**当归生姜羊肉汤**（一百五十二）治寒疝之伤及血分者。发明用**丁香楝实丸**（一百五十三）治风寒两疝之混入气血中者。许叔微用**五苓散**（五十九）治寒湿之疝，在膀胱之气分者。李士材用**附桂八味丸**（二十四）治寒疝伤及肾经，致气上冲心者。

霖每用**补中益气汤**，重用柴胡（二十二）加楝实、茴香、荔核。治气虚挟风寒两邪，扰动厥阴。其脉左弦右虚而右偏胀者，再用**附桂八味丸**（二十四）加楝子、茴香。治寒湿两邪，伤及阴分之精血，其脉左虚微而左偏胀者，无不效如桴鼓。幸勿误信痛无补法之说，徒以一切破气耗血之药，误人之性命也。

痿　证

《内经》谓“肺热叶焦，发为痿躄。”又云：“治痿独取阳明。”又云：“阳明者，五脏六腑之海也。四肢不能禀水谷气，阴道不行，筋骨肌肉，无气以生，故不用焉。”又有筋痿、肉痿、脉痿、骨痿等证，总不外虚痿、热痿而已。虚痿者，即阳明胃腑少水谷气，四肢筋骨肌肉，无气以生之谓也。热痿者，即肺热叶焦之谓也。然肺热叶焦者，非肺自病也，亦即阳明胃火，熏蒸于肺，而致肺热叶焦也。盖肺主治节，肺被火克，则治节不行。而肌肉筋骨，无肺气以灌输之，故无力以动也。又阳明为宗筋之海，阳明受病，则宗筋失润，不能束筋骨而利机关，故曰治痿独取阳明治也。

治痿之法，热痿用泻胃补肾之药，虚痿用益气生精之品，无不奏效如神。无论何痿，择此二方以治之，万无一失也。此非臆说之词，乃由霖经验数十年而得之也。

凡热痿之证，都属阳明之火，右关脉滑实，霖制**泻胃补肾汤**（一百五十四）。又虚痿之证，脉必细弱，用自制**益气生精饮**（一百五十五）。治愈之人，不知其数。务须辨明脉证以用之，幸勿误作风湿证，而用辛燥之药，以增其病也。

痹　证

风寒湿三气合而成痹。然三气亦有感受多少之殊，其风气胜者为行痹，风善行而其痛无定也。寒气胜者为痛痹，寒主收引，筋挛作痛也。湿气胜者为着痹，湿气重着不移而痛也。治此痹证，无论何痹，皆宜用三痹汤（一百五十六）加减治之。

左脉浮弦者，风气胜之证也，加秦艽、防风。

左脉弦紧者，乃寒气胜之证也，加麻黄、附子。

六脉沉涩者，是湿气胜之证也，加茅术、米仁。

脚　气

脚气之证，形如伤寒，亦恶寒发热，头痛呕吐，惟脚筋挛痛，或肿或不肿，甚至少腹不仁，即此证也。若红肿者，为湿脚气，都属湿热。不红肿但筋挛作痛者，为干脚气，都属于寒湿，总属于湿。宜**除湿汤**（一百五十七），加减治之。惟脚气冲心而痛，为不治之症，仲景用**附桂八味丸**（二十四）治之，为惟一之法。幸勿误信脚气不可补，而坐视其毙也。除湿汤加减法：红肿而脉数者，加黄柏、泽泻；不红肿而脉迟者，加附子、桂枝。

肿　胀

水肿与鼓胀，其证大同小异，皆有虚实阴阳之分。惟独胀其腹者为鼓胀，一身尽肿者为水肿。欲知其阴阳虚实之分，须察其皮色之明暗，上下之起点为据。

其肿自上而下，皮厚色暗者，多属虚肿之阴证。自下而上，皮薄色明者，都属阳水；四肢先肿而及腹者，多属阴水。腹先肿而及于四肢者，多属虚肿。以指揿之而即起者水也，如凹而不即起者虚肿也。饮食易消，小溲赤涩，大便秘结者，阳证也。饮食少而不易化，小溲清而大便溏者，阴证也。古人谓上半身肿，宜发汗。下半身肿，宜利小便。然亦有不尽然者，须再详察其脉之虚实迟数而互参之，方可证实。

水脉本沉，沉而滑数者为阳水，在左手见此脉者宜用**四苓散**（二十），加滑石、腹皮。右手见者，用**疏凿饮**（一百五十八），加大黄。沉而迟细者为阴水，左手见者，用**金匮肾气丸**（七十六）。右手见者，用**异功散**（九十九）加附子、炮姜。如两手脉均沉微者，宜用**异功散**（九十九）煎汤，吞**金匮肾气丸**（七十六），此乃补脾肾，为治肿胀神妙之法，无不效者。仲景谓肝。肾脉并沉为石水，宜**海蛤丸**（一百五十九）。肝肾之脉并浮为风水，身重汗出恶风，用**防己黄芪汤**（一百六十）。风水恶风，一身悉肿，脉浮自汗出，无大热不渴，用**越婢汤**（一百六十一）。皮水为病，四肢肿，水气在皮肤中，四肢聂聂动者，**防己茯苓汤**（一百六十二）。

大凡肿胀之病，都属于肺脾肾之虚。如其肺不虚，自可通调水道。脾不虚，自有堤岸之防。肾不虚，自可二便通利，有何邪水泛滥之患哉？霖每用上述诸法治肿胀，虽病至垂危者，皆可收十全之效。如存心活人者，谅不至不辨其阴阳虚实之证，而专用攻利之药，以速其毙哉。

痞

脾之积为痞气，痞气者，乃否塞不通之谓也。往往在胸脘间，有形作胀，时升时降，或大或小，或痛或不痛。此症都属于脾不运化其气所致，不可因其痞塞，而用破气攻利之药，以再损其脾，致成鼓胀，而为不治之证。霖每用**香砂六君子汤**（一百六十三），掺和**瓜蒌薤白白酒汤**（一百四十三），稍加姜川连、酒炒白芍，合成**小陷胸汤**（一〇八）及**戊己丸**（八十）等。药既王道，效验卓著，为最稳最灵之治法者也。

疟　母

疟久失治，正气受损，伏邪遏抑于少阳厥阴之间，致木郁不舒，而气不疏化，是以结成坚块在左胁间，谓之疟母，即肥气是也。其块气壮则缩小，气怯则胀大。若不消去，即为鼓胀之根，宜善治之。霖制益气疏肝煎（一百六十四），药既王道，服之可永远除根。

奔　豚

奔豚者，肾气从少腹起，上冲于咽喉。多因误发其汗以伤肾，或惊恐以伤肝肾，故仲景谓或由惊恐，或由烧针发汗。盖惊伤肝，恐伤肾。肾为肝之母，肝为肾之子，子伤则子盗母气，而母必顾复，致肾亦损。且汗为血液，肝为藏血之脏，血虚而误发其汗，则肝肾之精血大损。犹强责少阴汗，为上厥下竭。每见此症，多由误发其汗，或由遇盗大惊而起。仲景之言，真神圣也。

霖曾治误汗，而奔豚气上冲咽喉，甚至颈项强急，背反张，两手痿废，面目俱赤，口噤不语。脉虚浮者，**用桂枝汤**（一）掺和**附桂八味汤**（二十四），制大其剂以服之，一剂即大减，二剂即愈。其效之速，不可思议。屡用此法治奔豚气，无不效验如神。仲景之法，真神矣哉。

又治一被盗，用烈火灼肤，致火毒内攻，腹胀不食，再奔豚气上冲于咽，甚至神昏不省。诊其脉左微右沉滑，即用**调胃承气汤**（十四）掺和**附桂八味汤**（二十），四服之二剂即大减，四剂而愈。

小便不通

小便不通，人但知用通利药，除通利之外，则束手无策矣。不知肾与膀胱，相为表里。经云：北方黑色，人通于肾，开窍于二阴。是大小便，皆肾司其权也。若用淡渗之药以利小便，必愈利愈闭。何也？以其肾已虚而不能开膀胱之窍，再用淡渗伤阴之药以攻之，是倒行逆施之治法也。

霖每用**附桂八味汤**（二十四）治小便不通，无不立臻奇效。乃小便不通之证，多由下元水火两亏之所致耳。是以李东垣用**滋肾丸**（十八）治热闭之小便不通，其云一服即通。又朱丹溪用**补中益气汤**（二十二），服后得药力而探吐之，以治气虚之小便不通，谓屡用屡验。又喻嘉言治肺火之小便不通，用枯芩以清肺火，服之即效。惟湿阻及风寒入太阳之腑，口渴而小便不利者，仲景用**五苓散**（五十九）以利之。尚用白术健脾化湿以壮气，肉桂温肾而化气，非独淡渗之药也。其余各症，皆欲探源求本以治之，岂淡渗之药，所可通其小便哉。此属刻不容缓之症，治之不的，命必不保，望为医者熟思而明辨之。

小便不禁

小便不禁之证：

一、由于下元水火衰微，盖膀胱之窍，非自为之开阖也，全赖肾中水火以开阖之。水火一衰，则膀胱之开阖失常，故不约而为遗溺也。是以患此症者，老人为多，宜用**还少丹**（一百六十五）吞**缩泉丸**（一百六十六）。

二、气虚。肺主气，为肾之母。肺气虚弱，则母不生子而肾亦虚，且气虚必下陷，而无升提之力，右手脉必沉细，宜用**补中益气汤**（二十二）吞**缩泉丸**（一百六十六）。

三、风邪。风善行而性速，可以激水扬波者也。膀胱受风邪以鼓荡之，则水气激扬，不能留存于膀胱，且溺孔不能闭，犹太阳经伤风必多汗。汗孔者，膀胱之偏门也。溺孔者，膀胱之大门也。是以亦有小便不禁之患，左脉浮弦者是也，用**消风散**（二十九）除藿朴加芪术煎汤，吞**缩泉丸**（一百六十六）。

四、肝火。肝经之脉，绕阴器而行，主疏泄者也。且火性急速，以助肝之疏泄，故有小便不禁之证，左关脉滑数是也，宜用**泻青丸**（十一）。

五、膀胱不约。经云：膀胱者州都之官，津液藏焉，又云：三焦下输，入络膀胱，约则癃，虚则遗溺。其津液不藏而遗溺者，皆由气阴交亏，而失固摄之权，左脉虚弱者是也，宜用**桑螵蛸散**（一百六十七）与**缩泉丸**（一百六十六）并服之。

淋

淋者，小便淋沥不爽，小腹痛引及脐者是也。其证有气淋、血淋、膏淋、劳淋、冷淋、砂石淋之别。

气淋者，少腹胀满，溺有余沥，用**八正散**（一百六十八）加冬葵、木香、石韦、沉香。

血淋者，血与溺俱出，乃小肠火之证也，用**导赤散**（十九）加当归、赤芍。

膏淋者，下元虚寒，溺如脂膏者是也，用**附桂八味丸**（二十四）。

冷淋者，溺时洒洒然毛耸者是也，用**附桂八味丸**（二十四）与鹿角胶并服。

劳淋者，遇劳而发，气怯作痛是也，用**补中益气汤**（二十二）。

砂石淋者，溺出如砂石之状，塞住溺孔，痛难溺出之证也，宜**八正散**（一百六十八）加冬葵子、石韦、马蔺花。

以上各证，大都由于气阴亏损而致，须辨其寒热虚实以治之。幸毋徒事攻利，而置人命于不顾也。

赤白浊

《内经》云：脾遗热于肾，则赤白从溲而下。又云："思想无穷，所愿不得，意淫于外，入房太甚，发为白淫。"据《内经》所云，则一由于热，一由于虚。然热与虚虽多，而寒与湿亦不少，岂可不分别以治之。

一、热证。茎中流浊，热痛如刀刺，脉洪实者，用**小蓟饮子**（一百六十九），吞疗**肾滋本丸**（一百七十）。

二、虚证。淫欲过度，玉关不闭，败精流出，脉虚弱者，用**人参养荣汤**（二十五），吞**附桂八味丸**（二十四）。

三、寒证。真火素虚，强力行房，致真火随精而泄尽，精关开而不阖，浊精封于溺孔之口，脉迟涩者，用**附桂八味丸**（二十四）。

四、湿证。湿热下注，扰动精府，致溺窍时流秽浊，脉沉弦带数者，用**八正散**（一百六十八）。如其不效，照上各法治之，因此淡渗伤阴之药，不可多服也。

五、梅毒。中此梅毒，都由狎妓宿娼而来，间有遗传之毒而致此赤白浊之患者，其症腰足筋骨均酸痛，茎中痛如锥刺刀割，溺孔流浊而觉灼热者是也，宜用鲜土茯苓一两，苦参大黄各五钱，甘草梢、牛膝梢、黄柏、赤芍、防风各三钱，煎服之甚效。

遗　精

《内经》曰："肾乃闭热封藏之本，精之处也。"又曰思虑伤神，则流淫而不止。又曰："思想无穷，所欲不得，而为白淫。”又曰：“厥气客于阴器，则梦接内。”若精气固藏于内，而无思想之念，则精何能遗。然遗精者，多由思想，而不脱心肝肾三脏之虚实。盖思虑虽属脾之志，然终归于心，故曰伤神。神即心之所藏也。古人谓有梦者，属于思想而多实。无梦者，属于滑泄而多虚。是以治此遗精，必须分别其三脏之虚实。

霖每治有梦而遗，其脉左弦右虚者，是肝木太旺，相火扰动之证也，用**清心莲子饮**（一百七十一）。

又治思虑伤神，有梦而遗，两手脉均虚弱者，用**妙香散**（一百七十二）与**六味地黄丸**（二十三）并服。

又治无梦而遗，左右脉均微细者，是肝肾亏而玉关不闭也，用**金锁固精丸**（一百七十三）与**十补丸**（一百七十四）并服。

又治湿热伤肾，夜间发热口渴，或有梦或无梦，左关尺脉弦数者，用**猪苓汤**（一百七十五）。

又治郁痰凝结，心窍闭塞，致心肾不交，神思恍惚，无梦而遗，左寸关脉沉弦者，用**猪苓丸**（一百七十六）。

又治遗精过多，以损其肾，致骨痿不能步履，左脉微细者，用**斑龙丸**（一百二十七）。

审证以治之，无不效验如神。

大便秘

大便秘，人皆谓热入阳明之证。轻则用脾约丸，重则用三承气汤以下之。不知热入阳明，只有伤寒传经热邪，必有潮热腹满痛，舌燥而渴之证，方可下之。若杂症之大便秘结者，多由于气阴虚耗之候。若用枳朴硝黄之药，以大损其脾胃与气阴，是绝其生生之道也。杂症之大便秘结，有气虚、肾虚、血虚、津亏、阴寒、风燥之别。与阳明传经之热邪，天壤悬殊，岂可一例治之耶？

一、气虚。肺主气。肺气足，则大肠之气亦足。气足，方能送粪而出。若肺气不足，则大肠之气亦不足，何能送出其粪？故大便秘，右脉虚弱者是也，用**补中益气汤**（二十二）加麻仁（见下病治上法陶松如治验）。

二、肾虚。内经云：北方黑色，入通于肾，开窍于二阴，是大小便，皆由肾司其权也。又肾主五液，肾虚则大肠之津液失润。故大便为之秘，脉细涩者是也，用**还少丹**（一百六十五）加麻仁。

三、血虚。肝为藏血之脏，以主疏泄者也。肝血不足，则疏泄失司，故大便不行，左脉虚弱者是也，用**四物汤**（一百四十八）加杞子、麻仁。

四、津亏。大肠之津液充足，则便滑而爽。若津液枯涸，则大便秘结，宜用**活血润燥生津饮**

（一百七十七）。

五、阴寒。《内经》谓无阴则阳无以化，无阳则阴无以生。阴主静，阳主动。其独阴无阳，则阴寒凝结，犹寒天河水冰冻，舟楫何能行驶，其脉迟细者是也。用熟地、归身、麻仁、杞子、苁蓉、肉桂（见塞因塞用大便秘结治验）。

六、风燥。风为燥血之物，血燥则津液枯涸，而大肠燥结，左脉浮弦者是也，用**滋燥养荣汤**（八）。

以上治法，均属王道之药。即使不效，亦属无损。若用厉剂，则元气立尽，无可挽回，司命者其慎诸。

交 肠

交肠者，大便由前出，小便由后出者是也。多由思虑伤脾，脾失泌别清浊之权，郁怒伤肝，肝之疏泄失常所致。用**五苓散**（五十九）加木香、丁香甚效。

脱 肛

脱肛一证，都属气虚。缘肺与大肠相为表里，肺主气，气虚则大肠无摄纳之力故也。

宜内服**补中益气汤**（二十二）。外用五倍子末，口津调敷之，托入坐定不可动。如此五七次不复脱，又内服诃子、龙骨各三钱，没石子二个，粟壳、赤石脂各二钱，为末米饮下一钱。外用鳖头灰敷上，托入坐定甚效。

便　血

大便下血，其类甚多，有风寒、气虚、瘀血等证，须审证以治之。

一、风。风邪扰动阴血，血不归经而妄行，以致肝不能藏而脾不能统，入于大肠而下泄。故大便下血如注，其色鲜明，为之肠风。左脉浮弦者，用**补血汤**（七十九）加生地、荆芥、防风。

二、寒。血逢寒则凝结不行，积于脾胃之内，得孔而出，其色紫而成块。脉象迟细，舌白，用**补血汤**（七十九）加炮姜、韭菜汁。

三、气虚。气为血之帅，气虚则血无统摄而妄行，故亦有便血之患，遇劳即发，右脉虚弱者是也，用**补血汤**（七十九）加人参、于术、炙甘草。

四、瘀血。瘀血内阻，好血不能归经而行，渗入于大肠而下，其色紫黑而成块，或有刺痛之处，脉象弦涩者是也，宜用**代抵当汤**（一百四十九）。

痔　漏

痔漏一证，人皆谓湿热下注，而用利湿清热之药，百无一效者，何也？缘但知其湿热之因，不知其大肠之虚而漏孔生管也。

霖每用猪大肠在肛门者一尺长，洗净去油，将芡实、米仁各等分，填满于大肠内，两头扎紧，再用大青蚯蚓七条（韭菜地上者最佳，漂净泥）同入砂锅内。煮之极烂，将蚯蚓撩去，放盐于内，空心时连汤一顿吃完，连吃七八次，无不愈者。此方以肠补肠，芡实、米仁补而祛湿，蚯蚓追逐其管，且引祛湿之药，至痔漏之所，故其效如神。

妇人杂症

调经

经，常也，行其常道而不失信也。是以年少无病之妇，每满一月，必经一行而不愆其期，故又谓之月信、月水也。经不愆期，则生育不绝。若一愆期，则不但无生育，且疾病丛生矣。故调经为妇人所必不可少者。然调经之法，即专习妇科者，亦不知其缘。往往药不中病，虽终身服调经药，而经常不调，甚且致成劳瘵者。霖甚悯之，爰特将生平经验之法，笔之于后。

霖每将**逍遥散**（八十一）为主方，再将其经之前后、多少、浓淡、痛前、痛后之见症，再入数味之治病药，无不即奏神功。

方书每以经未到期而前来者为热，后来者为寒，固属有理，然亦不尽然也。若不解其郁，而肝不舒，经终不能调。往往多服偏寒偏热之药，致《内经》所谓热病未已，寒证又起之害。霖即用**逍遥散**（八十一）稍加入广郁金、合欢皮。不论其来之前后，以及或前或后者，服之自调。

如脉细皮寒者，稍加肉桂。如身热脉疾者，稍加青蒿、夏枯草，最属稳妥且效。

若多者属于气虚不能摄血，宜加人参、黄芪。

若少者，属血虚，宜加九制熟地、杞子。

浓而黑者为瘀，宜加红花，或属于寒加肉桂。

淡者属血虚，亦加熟地、杞子。

经前痛者为瘀，宜加红花、泽兰、失笑散（三十）。

经后痛者为血虚，宜加熟地、川芎。若脉细且迟者，再加肉桂。

肝胃气痛

肝为藏血之脏，血为养肝之物，相需而相用者也。妇人用血太多，致肝少血养，则肝不柔而成刚脏，必侵犯脾胃，以盗其脾胃之血而自资。脾胃被其侵犯，故胸中作痛。此症虽男子亦有之，然不若妇人之所患者多。且妇人多郁，郁则既伤其肝血，又动其肝气。是以或攻动作痛，得矢气或嗳气稍衰。时医不知其情，都用香燥破气之品。初用之，虽或暂时效。日久用之，不但无效，而反为滋甚。何也？

因香燥之品，虽属快气一时，不知血尤受亏，而肺愈受损，肺受损则肺气无下行以制木之权。肝血虚则肝愈燥，而肝气愈刚，肝气刚则侵犯脾胃尤甚。欲治此症之根，必须培土生金以制肝木，且须养血以柔肝，疏泄以舒肝。霖自制**舒肝饮**，则不治其痛，而痛自愈也，且可永除后患。

舒肝饮方：炙甘草钱半，东白芍酒炒三钱，云茯苓三钱，白归身酒炒三钱，柴胡钱半，于术土炒三钱，薄荷后入钱半，杞子酒润三钱，瓜蒌白酒炒四钱，薤白白酒炒四钱。

如痛而呕者，加姜半夏二钱，生姜二片，川连、吴萸水炒四分。

如得热则快而喜按，左关脉迟细者，属于寒也，加淡吴萸一钱，厚肉桂一钱。

如得热则甚而拒按，左关脉滑数者，属于热也，加夏枯草三钱，川连六分。

如胸中有形攻动，而作胀者，加枳壳八分。

血崩漏经通用

血崩一证，最属危险，治不得法，生死反掌。时医绝不探缘其故，但知用固摄收敛之法，往往服之而反甚者，不知人身之血，在隧道中周流无滞，如江河之潮泛然，若无阻碍，决无泛滥妄行之患。其血之不入于隧道者，由于瘀血所阻，犹江河之有淤沙所阻，而有决堤之害也。又有气虚不能摄血，亦有此患。霖深得其情，用是自制**益气活血饮**以两顾治之，无不效验如神。

益气活血饮方：黄芪六钱，红花三钱，川芎二钱，炮姜四分，当归酒炒六钱，赤芍炒酒三钱，阿胶陈酒溶化冲入六钱，小蓟炭三钱，用流水煎油菜，频服而安卧之，自愈。

带下

带下之证，方书皆谓气虚夹湿，岂尽然哉！夫带脉如束带然，乃约束诸奇经之脉，故谓之带。若外有六气之气袭，内有七情六郁之所伤，皆有带下之患。霖深缘其故，因自制**束带煎**，无论其内外因之所致，服之均效。

束带煎方：米仁六钱，石斛先煎三钱，防风钱半，柴胡一钱，芡实四钱，六一散包四钱，半夏三钱，黄芪四钱，当归酒炒三钱，荷叶一角，茯苓三钱。

如脉迟细者，加炮姜八分。

如脉滑数有力者，加醋炒川连一钱。

猝然不语

妇人用血多而肝肾多亏，故多猝然不语之证。何也？缘肾虚而其脉不能上行，以循喉咙夹舌本之所致也。每见时医用**苏合香丸**，或**至实丹**等，服之即不救。霖知其缘由，用**地黄饮子**（八十七）治之，无不人人立瘳。

产后各证治法（状若惊风，阴虚发热，胃火发热，口噤不语。气急痰升，儿枕作痛，血晕，参阅上卷“产后伤寒论”）

产后气血暴虚，变生诸证，与外感之实证无异。若作实证治，必死不救。

如气血俱亏，筋络失养，致手足拘挛，甚或角弓反张，如痉证，脉浮芤无力，或微细无神者，用**十四味建中汤**（二十六）稍加薄荷、柴胡，大剂治之自愈。

再有阴不恋阳，虚阳上冒，致身热头痛，神昏谵语，烦躁不宁，惟夜间为甚，口虽渴而喜欢热汤，脉必浮濡散大而无根，或沉细虚微，宜用**附桂八味汤**（二十四）大剂服之，其热自退。若服凉表，必毙。

惟有身热口渴，日潮热，濈然汗出，大便秘，小便涩赤，右关脉滑实，而舌光绛乏津者，是胃火内燃之证也。宜用**生地四物汤**（一百四十八）加干金石斛四钱，元明粉二钱治之。

又有肝肾大亏，肾脉不能上萦喉咙而挟舌本，致咽干舌强，甚至口噤不语，目不转睛，脉象空虚者，宜用**地黄饮子**（八十七）。

更有肾虚不能纳气归元，致气短如喘，甚至气急痰升者，宜用**附桂八味汤**（二十四）加人参、磁石各一两。痰多者，再加川贝母四钱，蒌仁霜五钱。大剂连服之，其喘自平，而其痰自降。

以上诸症，若作实证而用攻伐药者，必死无疑。

至于瘀血凝滞，而少腹有块作痛，俗名儿枕痛，宜用**生化汤**（一百五十），加焦楂肉、**失笑散**（三十）。

以及阴血暴亡，而为血晕证，治不如法，亦无生理。宜用**生熟四物汤**（一百七十八）。加醋炒艾叶一钱，荷叶一角煎服之。再将漆器烧烟熏鼻，或用铁器烧红置于鼻下，将好醋淬之。或用银簪头，针两眉中间即苏。

以上治法，皆霖生平经验有素，百无一失，非徒托空言者可比也。

小儿科（论初生时服三黄汤之害）

悲夫，小儿之厄多矣哉。小儿腠理不密，易受风寒。脾胃薄弱，易于积食。本属多病，而体质脆弱，医药之投，生死反掌。然有病而医误杀之，犹属假手于人，终属为病而死，情尚可原。不知小儿初生之时，父母爱之，无所不至。不知心中虽爱之，而其实则暗杀之。何也？

以现在世俗之人，皆喜苦寒肃杀之药，以为三黄汤或犀黄，解胎毒所必需之品。初出胎之儿，必欲将三黄汤或犀黄以强灌之。此非心中爱之，而实则杀之也。缘人禀中和之气以生，偏寒偏热，皆不能生。况三黄汤与犀黄之苦寒，无有过于此者。服之不但消灭真阳，戕伐胃气，抑且将元气消削尽净，不死又何待耶？

盖小儿初生，如草芽之初萌，须阳和之气鼓动之，方可欣欣向荣。兹不但无阳和之气以煦之，反将霜雪以凌压之，则初萌之草芽，尚有生理乎？父母以至慈至爱之心，乃以至残至忍之手段，而欲置儿于死地，其究何为耶？实由于听信庸俗医之说，谓三黄汤或犀黄可以解胎毒，不知犀黄虽是解毒之品，只可解热毒。胎毒，非热毒也，何用犀黄以解之？三黄汤并不是解毒之品，用以解毒则不足，杀儿则有余。何为父母以细微之胎毒反为重，小儿之性命反为轻哉。噫，愚矣哉！

如欲解胎毒，何不用生甘草、金银花二味？药性平和，功效卓著，为最王道最灵验之品。即常服亦无害，较之三黄汤与犀黄何啻霄壤哉！

预防脐风

小儿初生，第六七日起病，谓之脐风，百无一生者。其症牙关紧锁，不能吮乳。已现此症，则不效矣。惟有预防之最妥，在初生脐带未割断时，用纸条点火，在脐带离脐七八寸处燃烧，至脐中极热而割断之。若脐带硬者必起脐风之候也，须烧至脐带柔软为止。如此，则可保无脐风之患。

惊风

喻嘉言谓小儿腠理未密，易于感受风寒。凡风寒必先太阳经而发，即现头摇手痉，而儿科名曰抽掣。卒口噤，脚挛急，目邪心乱也，而曰搐搦。以其脊强背反也，而曰角弓反张。不知以上各症，皆太阳经之本证。以太阳经之脉起于目内眦，上额交巅入脑，还出别下项，夹脊抵腰中。是以所见之证如此，以小儿筋骨脆弱，不耐伤寒，是以才在太阳一经，已属不胜。而医者不知为伤寒，即妄谓之惊风，用镇坠药以引邪入里，必死不救。应照伤寒伤风在太阳阳明经之治法可疗。

霖按以上所见各症，惟系太阳阳明两经之证，或风或寒，或燥或热，或虚或实之证，皆当验之脉理，方可分别。小儿三月后，即有脉可凭，儿科妄谓三岁后有脉，不过其脉以一息七至为平脉。如精晰脉理者，以一指按三部，其所现各种之脉，与大人无二。予曾治愈俗谓惊风数则，以外表见之，如同一之病。然治法大不相同，均奏神效者，皆据脉辨证之准确也。兹略述一二，使儿医方知亦必欲据脉以治病，始不误耳。

一、村中张顺甫子，年方周岁，冬间患角弓反张之症，已请专门儿医诊治二次。第三次儿医谓不治矣，嘱其弃于羊棚屋内，以为死在房内，以后所生之小儿，必起此病而死。阖家哭之甚哀，予适过其门，以问其详，知为尚未死也，予即视之，见其牙关紧闭，腰脊反挺，头足几相接，诊其脉浮弦且紧，知其为寒邪在于足太阳之证，即用**麻黄汤**（二）。一服即愈现已二十余岁矣。

二、新塘市郑壎齐之女，年五岁时，春间患伤寒，项筋拘急，头在背中。专医小儿者，已请数人矣，愈治愈甚。因予治愈其侄桂生噤口伤寒，气将垂绝之极危症，故特来邀治。诊其脉，左浮弦，右沉微。知为太阳经感受风邪之证，唯病已数日，经治数医，邪盛而正将不支矣。亟用别直参一两，煎浓汤嘱其先服之。过二时许，乃将**消风散**（二十九）除藿朴、荆芥、蝉衣再冲入参汤。为因正气虚极，若药与参并服之，诚恐参力缓而风药急，正不能耐，仍属不济。故嘱其先服参汤，此即先补后攻之法也。服之一剂，果项筋即舒而愈。

三、刘河何元奇之侄年六岁时，秋间亦患角弓反张，头足几相接，神昏口噤，目上视，面色青，危险极矣。予诊其脉，沉微欲绝，知其气血两亏，阴寒内甚。寒主收引，加以气不行血，而血不荣筋，致筋络拘挛而成此痉证。即用大剂**十四味建中汤**（二十六），加炮姜，稍加柴胡、薄荷，二剂而其病霍然。

四、刘河石家桥王实三之子，年五岁时，冬间患四肢拘急且振，角弓反张，目上窜，口噤。儿医治之尤甚，方延予。诊脉浮缓而有汗，知为太阳经伤风证也。即用**黄芪桂枝汤**，一加酒炒当归服之，二剂而瘳（**黄芪桂枝汤**即**桂枝汤**加黄芪三钱）。

以上诸证，形则同而实则异，若不证之脉理，何能知病之真情，而用药竟有如鼓应桴者。如此则儿科对于脉理，岂可漠视哉。

疳积

小儿脾胃薄弱，饮食不节，而恣食无度，则脾胃不能运化，致积滞于肠胃之间，久而不化，则生热生虫，是以腹胀皮黄，溲如米泔，甚至寒热往来，目中生翳，而成此疳积之证也。每见儿医，但知消其积，不知清其热而杀其虫，且不知小儿体质脆嫩，不耐攻伐。轻则用厚朴、枳实、莱菔子、槟榔等，重则用牵牛、三棱、莪术、大黄之类，以削尽其真元，而催其速死，则小儿百无一生，深为怜悯。故特将生平经验所得，制此消疳汤，无论其所见何症，服之均效验如神，无不皆霍然而愈者。

消疳汤方：银柴胡一钱，炙甘草八分，胡黄连姜汁炒八分，炙鳖甲三钱神，曲炒二钱，鸡内金炙一钱五分，五谷虫炙二钱，地骨皮一钱五分，青蒿二钱。

如有寒热往来，加秦艽一钱。

如口渴，加金石斛二钱，知母一钱。

目翳，加谷精珠一钱五分，蝉衣一钱五分，木贼草一钱五分。

肺风痰喘

小儿肺脏娇嫩，不耐风寒。风寒外束于肺，肺气之升降不利，以致呼吸短促，鼻煽痰鸣。时医每用麻黄、葶苈，及诸种泻肺破气之药，服之百无一生，而医者以为绝症，无别法可治，竟至死不悟。殊堪浩叹，不知此非肺之有余而作喘，乃肺之怯弱以呼援也。须用大甘温之药以培土生金，无不立效。霖生平治此症，每用**黄芪建中汤**（六十六）加半夏、茯苓，无有不愈者。时医但知用泻肺药，不知小儿何辜而必欲杀之乎。

痧疹

痧疹一证，每在春天为多。其症始则发热、口渴、咳嗽，继则面目俱赤，气急，乃在皮肤中现细红点，俗名痧子，实即疹也。此由温热在足厥阴肝经之候，以木为生火之源，加以春令木旺之时致肝火旺盛。火旺，故发热口渴。木旺，必克土，故呕吐。再火性炎上，火旺必克金，故咳喘。且目为肝窍，故目赤。肝为藏血之脏，肝火旺，将血液激出，故皮肤中发现红点。

种种见症，皆系肝火所酿成，不言可知矣。无如时医不知清其肝火，而反大泻其肺，再加之以牛蒡、豆豉、荆防、杏梗、前胡等之风药，使风助火威，以劫尽其血液。且金既被火克而呼援，反大攻伐之，不死何待。每见贫者不请医治，则其火或自退而愈。若富贵之儿，日请数医，则必速其毙，冤哉。霖深悉其源，制**益**

肺清肝煎。初起者服之，即热退而疹亦不发。已发者服之，即愈，无有不效者。

益肺清肝煎方（并治一切温热证甚效）：北沙参四钱，生甘草一钱五分，金银花四钱，青蒿三钱，小生地四钱，赤芍酒炒三钱，丹皮三钱，钩藤后入四钱，石决明煅八钱，薄荷后入一钱五分，黛蛤散六钱，带心翘二钱。

如口渴，加干金斛、天花粉各四钱。

咳甚，加川贝母二钱。

如服过泻肺药，而致气短如喘者，再加北沙参六钱。

照方服之，病愈为止。不可增减，无不效者。幸勿轻视此方，误服泻肺攻伐之药而致不救也。

代替贵药说

或曰：各药有各走各经之性，且其效能之优劣，大相悬殊，岂可替代。霖曰：此说固是，然一味代一味，本属难得。将几味代一味，或劣于彼而优于此，力小者只须分量加重，庶乎近焉？且贵药多假，用之反为误事，不如将贱者以代之，价既廉而反为可靠。霖往往见贫者之无力服贵药，而又不得不用者，只得想法以价贱而性同者代之。其效能亦不让贵药，爰特谨录之，亦方便之一助云尔。

人参

人皆以吉林白参为人参，意谓其性凉而补力足。不知凡药之性，非温不补。凉性者都属攻泻之品，即有补者，其补力亦属微几。岂有凉性之人参，而有大补之力哉？考本草所载之人参，谓产辽东宁古台，光红结实者佳，是明明红参为真人参。何以今人皆以白参为真人参？不知吉林之白参者，非人参也，名曰白草。其质空松，其性不补，产地以其质空松而渍于糖水，故其味如糖。富贵之人，皆以为凉，而不惜千金以购办一枝。谁知叁肆之获利，不啻千倍矣。何不用红参之价廉而力足，为可靠也。如嫌其温，只须与北沙参同用，则温性亦可解去矣。若寻常之发表药，以及调理药内，用生黄芪加三四倍以代之甚佳。人皆谓黄芪闷气而不敢用，讵知霖生平极喜用黄芪，每用至二三两之多，反开胃进食，未闻病者云及闷气也。若服之而闷气者，必上实下虚，或有积滞之证，以及外感而不与祛邪药同用之故耳。人乃归罪于黄芪，黄芪岂任受哉。

羚羊角

羚羊角之贵，目前市价，每两二千元左右。物愈贵而真者愈少，多数以山羊角所伪。即有真者，其性不过凉肝泄风，兼清心肺而已。霖每用石决明五十倍，钩藤三十倍，薄荷十倍，三味合凑以代羚羊角。其性与羚羊角无异，其力则绰乎有余，其价不到百分之一。价既廉而货不伪，治病则可靠，为医者何不思变通耶。

犀角

犀角之贵，稍亚于羚羊。其性不过清心解毒而已，与黄连之性无异。其力稍差于犀角，以加倍代之可也。

伽香

伽香，真货竟难得，其性不过利气辟秽而已。现在皆用上沉香伪为之，即用沉香代之可也。

西洋参

西洋参之性，与北沙参之性相同，再佐之以麦冬，同是清肺益气生津润燥而已。不过沙参之补力，不及西洋参，加十倍代之则足矣。

肉桂

肉桂之性，所以温肝肾，补真火，与补骨脂性同。寻常调理药，应用肉桂者，以补骨脂加倍代之。至于引火归原，以及用以化膀胱之气者，惟有用肉桂为妥，未可以补骨脂代之也。

肉苁蓉

肉苁蓉之性，与锁阳相同。同是温补。肾精，强阳润燥，药性则同，而价格差远。若欲用苁蓉者，以锁阳加倍代之可也。

川贝母

贝母之性，润肺消痰，与天花粉、瓜蒌仁之性相同。欲用川贝母者，不如用此两味代之耳。

鹿茸

以鹿角胶十倍代之，最好用鹿角片煎服之，慎防鹿角胶之伪。

琥珀

以苏木三倍代之，行血消瘀，同一功能，惟达下之性稍缓耳。

熟地

大者制之易透而补肾，小者其性寒极，制不透而不入于肾。

熟地原非贵品，何用代替？为因药肆中，大都非真熟地。阴寒之证，殊属不宜。调理之证，以巴戟肉代之。盖熟地本属生地所制，须九蒸九晒者，其性温而补肾。药肆中之熟地，大都非九蒸九晒之品，其性寒凉，不入于肾。寻常调理药用之，尚属不效，况用之附桂八味汤丸中，以治下元真火不足，并阴不恋阳，真阳逃亡，以及水泛为痰，水肿鼓胀，小便不通等证，其能应手乎。霖自制以赠与病者，故用之而无不效也。此非要誉于人，不过尽我心以神我术耳。

应用诸方

凡擅改古方及丸散分量之原因请阅凡例。

一、桂枝汤 桂枝、芍药、生姜各三钱，炙甘草二钱，大枣二枚，热服须臾啜热稀粥，以助药力，温覆取微如汗，不可令如水淋漓。汗出病瘥，停后服。服一剂尽，病证犹在者，更作服。

二、麻黄汤 麻黄去节三钱，桂枝二钱，杏仁去皮尖七枚，炙甘草一钱，先煮麻黄数沸，去沫，内诸药，煎热服，覆取微汗，中病即止，不必尽剂。无汗再服。

三、六一散 滑石六两，甘草一两，凡作汤只须用十分之一。

四、消暑丸 茯苓三钱，姜汁制半夏四钱，生甘草一钱五分，用饮片煎服亦可。

五、十全大补汤 当归酒洗、熟地、于术各三钱，白芍、人参、黄芪、茯苓各二钱，甘草炙、肉桂各一钱，川芎一钱五分，加姜枣煎。

六、生脉散 人参一钱，麦冬一钱三分，五味子二十粒，用饮片煎服亦可。

七、炙甘草汤 炙甘草、人参、生姜、桂枝、麻仁研、麦冬各三钱，阿胶蛤粉炒二钱，生地六钱，大枣三枚，水二盏，煎一盏，冲陈酒一杯温服。

八、滋燥养荣汤 当归酒洗三钱，生地、熟地各二钱，白芍炒、黄芩酒炒、秦艽各一钱五分，防风一钱，甘草五分。

九、小柴胡汤　柴胡三钱，半夏、人参、甘草、黄芩各二钱，生姜三钱，大枣三枚。

十、龙胆泻肝汤　龙胆草、车前子、泽泻、当归各二钱，栀子三钱，生甘草一钱，生地三钱，黄芩、柴胡各一钱五分，木通一钱。

十一、泻青丸　龙胆草、大黄各二钱，黑栀子三钱，羌活、川芎一钱，防风、当归酒洗各一钱五分，用饮片煎服亦可。

十二、升麻葛根汤　升麻三钱，葛根、白芍各二钱，炙甘草一钱，加姜煎。

十三、白虎汤　石膏六钱，知母二钱，甘草一钱，粳米二勺，河水煎服，中病即已。

十四、调胃承气汤　大黄酒洗、芒硝各二钱，炙甘草一钱。

十五、大承气汤　大黄酒洗、芒硝各三钱，厚朴、枳实各二钱。

十六、清咽太平丸　薄荷三钱，川芎、甘草各一钱，柿霜二钱，防风、桔梗各一钱五分，犀角水磨冲五分，共研末，炼蜜为丸如弹子大，口中噙化，用饮片煎服亦可。

十七、泻白散　桑白皮、地骨皮各一钱，甘草五分，粳米百粒共研末，每服三钱，食后开水调服，用饮片煎服亦可。

十八、滋肾丸 黄柏酒炒二钱，知母酒炒一钱，桂二分，共研末，水泛为丸，食前开水送下三钱，用饮片煎服亦可。

十九、导赤散 生地三钱，木通、草梢、竹叶各一钱五分，共研末，食前淡盐汤调下三钱，作汤亦可。

二十、四苓散 猪苓、茯苓、白术炒各二钱，泽泻一钱五分，共研末，每服四钱，开水调服，用饮片煎服亦可。

二十一、保和丸 山楂去核炒，麦芽、神曲炒、茯苓、半夏各三钱，陈皮、菔子炒、连翘各一钱五分，煎服。

二十二、补中益气汤 黄芪蜜炙三钱，人参、炙甘草各二钱，于术土炒、陈皮留白、归身各一钱，升麻、柴胡各六分，加姜二片、枣二枚。

二十三、六味地黄汤 熟地八钱，山药原捣、萸肉去核各四钱，茯苓乳拌、泽泻、丹皮各三钱，水煎，食前服。

二十四、附桂八味汤 熟地八钱，山药原捣、萸肉去核各四钱，茯苓乳拌、泽泻、丹皮各三钱，附子、肉桂各一钱，食前服。

二十五、人参养荣汤 当归、熟地、黄芪各三钱，白芍、人参、于术、茯苓各二钱，甘草、肉桂各一钱，陈皮、远志各一钱五分，五味六分，加姜二片、枣二枚。

二十六、十四味建中汤 当归、熟地、人参、于术、茯苓、黄芪蜜炙各三钱，白芍、半夏各二钱，川芎、麦冬、苁蓉各一钱五分，甘草、肉桂、附子各一钱，加姜二片、枣二枚煎。

二十七、九味羌活汤 羌活、防风、苍术各一钱五分，细辛五分，川芎、白芷、生地、黄芩、甘草各一钱，加生姜、葱白煎。

二十八、半夏天麻白术汤 半夏、麦芽各一钱五分，神曲炒、白术炒各一钱，苍术、人参、黄芪炙、陈皮、茯苓、泽泻、天麻各五分，干姜三分，黄柏酒洗二分。

二十九、消风散 荆芥、陈皮去白、炙甘草、防风、藿香、僵蚕酒炒各一钱五分，茯苓、人参各三钱，厚朴、羌活、蝉蜕各一钱，川芎八分，每服三钱，茶汤下，疮癣酒下，用饮片煎服亦可。

三十、失笑散 蒲黄、五灵脂各三钱，共研末，酒调下三钱，用饮片煎服亦可。

三十一、杞菊地黄汤/杞菊地黄丸 熟地八钱，山萸肉酒润、山药四钱，茯苓乳拌、泽泻、丹皮各三钱，杞子酒润、菊花各二钱。

三十二、四逆汤 附子生用、干姜、炙甘草各三钱，冷服。

三十三、附子理中汤 于术土炒二钱，人参、干姜炮、炙甘草、附子各一钱。

三十四、大顺散 干姜、肉桂、杏仁去皮尖各一钱，甘草五分，共研末，每服二钱，开水调下，用饮片煎服亦可。

三十五、十味香薷饮 扁豆、茯苓、白术各三钱，人参、黄芪各二钱，木瓜一钱五分，厚朴、黄连、陈皮、甘草各一钱。

三十六、清暑益气汤《脾胃论》黄芪、人参、神曲炒、当归酒洗各二钱、于术土炒三钱、苍术、陈皮留白、麦冬、泽泻各一钱五分，青皮麸炒、葛根各一钱，黄柏八分，五味、升麻各五分，姜枣煎。

三十七、人参白虎汤/白虎加人参汤 人参三钱，石膏六钱，知母二钱，甘草一钱，粳米二勺。

三十八、一物瓜蒂汤/瓜蒂散 甜瓜蒂炒二十枚。

三十九、黛蛤散 青黛二钱，蛤壳四钱，共研细末，每服三钱，开水下，煎服亦可。

四十、地浆水 在墙阴处掘二尺，深洞井河水各半，搅数十次澄清用。

四十一、胃苓汤 苍术泔浸、白术炒、猪苓、茯苓各二钱，厚朴、陈皮去白、炙甘草、肉桂各一钱，泽泻一钱五分，加姜枣煎。

四十二、普济消毒饮 黄芩酒炒、黄连酒炒各三钱，玄参、生甘草、桔梗、柴胡、陈皮去白各二钱，鼠黏子、板蓝根、马勃、连翘、薄荷各一钱，僵蚕、升麻各七分。

四十二三、人参败毒散 人参、茯苓、枳壳、桔梗、柴胡、前胡、羌活、独活、川芎各一钱，甘草五分，加薄荷、生姜煎。

四十四、六味汤 荆芥、防风、薄荷、桔梗各一钱五分，甘草一钱，僵蚕二钱。

四十五、大橘皮汤 赤茯苓、猪苓、泽泻、白术各一钱，桂五分、滑石四钱、甘草七分、陈皮一钱五分、木香、槟榔各三分，加姜煎。

四十六、四神丸 补骨脂酒浸炒、肉豆蔻面里煨各三钱，五味子炒二钱，吴萸盐水炒一钱，生姜三片，大枣三枚，煎服。

四十七、痛泻要方 白术土炒三钱，白芍酒炒四钱，陈皮炒、防风各一钱五分。

四十八、桂枝加龙骨牡蛎汤 桂枝、白芍各三钱，龙骨四钱，牡蛎六钱，生姜三片，大枣三枚，甘草炙二钱。

四十九、麻黄附子细辛汤 麻黄、细辛各三钱，附子炮一钱。

五十、茵陈五苓散 茵陈蒿末三钱，五苓散见五十九，二物和，先食饮方寸匕，日三服，作汤亦可。

五十一、平胃散 苍术酒浸二钱，厚朴、姜汁炒、陈皮去白、炙甘草各一钱，姜枣煎。

五十二、栀子大黄汤 栀子三钱，大黄、豆豉各二钱，枳实一钱五分，四味以水二盏煮取一盏，温服。

五十三、青龙散 生地黄、仙灵脾、防风各三钱，荆芥穗五钱，何首乌四钱，为末，每服三钱，食后沸汤调下二钱，用饮片煎服亦可。

五十四、猪膏发煎 猪膏半斤，乱发如鸡子大三枚，二味合膏中煎之，发消药成，分再服，病从小便出。

五十五、小菟丝丸 石莲肉、白茯苓、怀山药各二钱，菟丝子酒浸研五钱，如脚膝无力，加木瓜二钱，作汤亦可。

五十六、参术健脾汤 人参、白术各一钱五分，白茯苓、陈皮、芍药煨当归各一钱，炙甘草七分，水二盅、枣二枚，煎八分，食前服。

五十七、加味枳术汤 白术、枳实、陈皮、麦芽、山楂、茯苓、神曲、连翘、茵陈、荷叶各二钱，泽泻一钱，水煎服。

五十八、泽泻汤 泽泻五钱，白术二钱，水二盏，煮取一盏，温服。

五十九、五苓散 猪苓、茯苓、白术炒各二钱，泽泻一钱五分，桂一钱，共研末，每服三钱，食前开水调下，用饮片煎服亦可。

六十、小半夏加茯苓汤 半夏三钱，茯苓三钱，生姜三钱。

六十一、控涎丹 甘遂去心、大戟去皮、白芥子各五分，共研末，空心时服五分。

六十二、十枣汤 芫花炒、甘遂去心、大戟去皮俱面里煨，各等分，研末。先煎大枣十枚，取枣汤内药末。强人服一钱，羸人服五分，平旦温服之。

六十三、苓桂术甘汤 茯苓四钱，桂枝二钱，于术土炒三钱，炙甘草一钱。

六十四、甘遂半夏汤 甘遂二钱，半夏芍药各三钱，甘草一钱，白蜜三匙，冲入汤内服。

六十五、清燥救肺汤 桑叶三钱，杏仁去皮尖七分，麦冬一钱二分，生石膏二钱五分，人参、阿胶、蛤粉炒各八分，麻仁研二钱，枇杷叶去毛筋一片，甘草一钱。

六十六、黄芪建中汤 生黄芪、白芍酒炒各三钱，桂枝一钱五分，炙甘草一钱，生姜三片，大枣三枚，饴糖一两，冲入。

六十七、小青龙汤 干姜、麻黄、芍药炒、桂枝、炙甘草、细辛、五味子各一钱，半夏一钱五分。

六十八、小半夏汤 半夏、生姜各三钱。

六十九、千金苇茎汤 苇茎一两，薏苡仁八钱，桃仁研二钱，瓜瓣即冬瓜仁打烂三钱。

七十、葶苈泻肺汤/葶苈大枣泻肺汤 葶苈子一钱，大枣三枚。

七十一、桔梗白散 桔梗三分，贝母五分，巴豆一分去皮熬研如脂，三味为散，强人服五分，羸者减。病在膈上者，吐脓血；膈下者，泻出。若下多不止，饮冷水即止。

七十二、越婢加半夏汤 麻黄一钱五分，石膏、生姜、半夏各二钱，甘草一钱，大枣二枚，六味以水二盏，先煮麻黄，去上沫，内诸药，煮取一盏，温服。

七十三、射干麻黄汤 射干、麻黄各一钱五分，生姜二钱。

七十四、益气聪明汤 黄芪、人参各五钱，葛根、蔓荆子、升麻各一钱五分，白芍、黄柏各二钱，炙甘草一钱，临卧服，五更再服。

七十五、清震汤 升麻、苍术各二钱，荷叶一枚。

七十六、金匮肾气丸即附桂八味汤/肾气丸 加味金匮肾气丸/加味肾气丸 方见前（二十四）煎服亦可加牛膝三钱，车前子三钱，名加味金匮肾气丸。

七十七、黄芪五物汤/黄芪桂枝五物汤 芍药、桂枝、生姜各三钱，黄芪、炙甘草各二钱，大枣三枚。

七十八、苍耳散 白芷三钱，薄荷、辛荑、苍耳子炒各一钱五分，共研末，每服三钱，食前葱茶汤调下，用饮片煎服亦可。

七十九、补血汤/当归补血汤 黄芪一两，当归三钱。

八十、戊己丸 黄连三钱，吴茱萸五分，白芍三钱，研末，水泛为丸，每服二钱，滚水下煎服亦可。

八十一、逍遥散 柴胡、当归酒洗、白芍酒炒、白术土炒、茯苓各二钱，炙甘草一钱，加煨姜二片，薄荷五分，煎。

八十二、消渴方 黄连一钱，天花粉三钱，生地汁、藕汁、牛乳各三匙，将黄连、花粉为末，调服。

八十三、甘露饮 生地、熟地、石斛各三钱，天冬、麦冬各二钱，茵陈、黄芩各一钱五分，枳壳一钱，甘草五分，枇杷叶去毛筋一片。

八十四、白茯苓丸 茯苓、花粉、玄参、石斛各三钱，覆盆子、人参、鸡肫皮各二钱，黄连一钱，熟地四钱，萆薢、蛇床子各一钱五分，蜜丸，磁石四钱，煎汤送下四钱，作汤亦可。

八十五、六君子汤 人参、白术土炒、茯苓、半夏各二钱，甘草、陈皮各一钱，加姜枣煎。

八十六、二陈汤 半夏二钱，陈皮去白、茯苓各一钱，甘草五分，加姜煎。

八十七、地黄饮子 熟地四钱，巴戟去心、山茱萸、茯苓各三钱，石斛、肉苁蓉各二钱，附子炮、官桂各一钱，石菖蒲八分，五味子六分，远志、麦冬各一钱五分，入薄荷少许，姜三片、枣二枚煎。

八十八、千缗汤 半夏二钱，牙皂、炙甘草各五分，姜三片煎七分，温服。

八十九、三生饮 生南星一两，生川乌去皮、生附子去皮各五钱，木香二钱，加人参一两，煎。

九十、独参汤 人参一两，焦饭巴煎汤服。

九十一、二味黑锡丹 倭硫黄、黑铅各二两，将铅熔化渐入硫黄，候结成片，倾地上出火毒。研至无声为度，炼蜜为丸，如梧子大，每服三钱，开水下。

九十二、大青龙汤 麻黄三钱，桂枝、甘草炙各一钱，杏仁去皮尖四枚，石膏二钱，生姜三片，大枣三枚。

九十三、大柴胡汤 柴胡、生姜各三钱，白芍、半夏、大黄各二钱，枳实一钱五分，大枣三枚。

九十四、养心汤 黄芪蜜炙、茯苓、茯神、当归酒洗、半夏曲各三钱，酸枣仁炒、人参、远志去心炒各二钱，川芎一钱五分，炙甘草、柏子仁去油、五味子、肉桂各一钱。

九十五、抵当汤 水蛭猪脂熬黑，虻虫去头足翅各十枚，桃仁去皮尖研七枚，大黄酒浸二钱。

九十六、八仙长寿丸 熟地八钱，山萸肉酒润、山药各四钱，茯苓乳拌、丹皮、泽泻、麦冬各三钱，五味二钱，作汤亦可。

九十七、葛根汤 葛根、生姜各三钱，麻黄、桂枝、白芍、炙甘草各二钱，大枣三枚。

九十八、五汁安中饮 牛乳六分，韭汁少许，姜汁、藕汁、梨汁各一分，分作份解。

九十九、异功散 人参、白术土炒、茯苓各二钱，甘草炙一钱，陈皮一钱五分，共研末，每服四钱，米饮汤下，用饮片煎服亦可。

一百、苏子降气汤 苏子、橘红、半夏、当归、前胡、厚朴各一钱，炙甘草、肉桂各五分，加姜煎。

一〇一、桃仁承气汤/桃核承气汤 桃仁去皮尖研十枚，大黄二钱，芒硝、桂枝、甘草各一钱五分。

一〇二、导痰汤 半夏二钱，陈皮去白、茯苓、胆星、枳实各一钱，甘草五分。

一〇三、理中汤 于术土炒二钱，人参、干姜、炙甘草各一钱。

一〇四、大建中汤 蜀椒、干姜、人参各二钱，煎去滓，内饴糖二匙，微煎温服。

一〇五、二神丸 补骨脂、肉豆蔻各三钱，共研末，水泛为丸，每服三钱，食前开水下，一日三次。用饮片煎服亦可。

一〇六、代赭旋覆汤/旋覆代赭汤 赭石、人参、旋覆、甘草各二钱，半夏三钱，生姜四钱，大枣三枚。

一〇七、枳桔汤 枳壳、桔梗各二钱。

一〇八、小陷胸汤 黄连、姜汁炒一钱，半夏姜制、瓜蒌各三钱。

一〇九、进退黄连汤 黄连姜汁炒、干姜炮、人参人乳拌蒸、半夏姜制各一钱五分，桂枝一钱，大枣二枚。进法，用本方七味俱不制，水三茶盏煎一半，温服。退法，不用桂枝，黄连减半，或加肉桂五分，如上，逐味制熟。煎服法同。但空腹服崔氏八味丸三钱五分，饥服煎剂耳。崔氏八味丸即附桂八味汤，见前二十四。

一百十、资液救焚汤 生地黄取汁、麦门冬取汁各二钱，人参人乳拌蒸一钱五分，炙甘草、真阿胶、火麻仁炒研，紫石英、寒水石、滑石三味俱敲碎不为末各一钱，柏子仁炒七分，五味子四分，生犀汁水磨三分，生姜汁二茶匙，上四汁及阿胶共八物，用名山泉水四茶杯，缓火煎至一杯半，去渣，入四汁，阿胶再上火略煎，至胶烊化斟出，调牛黄细末五厘，日中分二三次热服，空朝先服崔氏八味丸三钱。

一百十一、瓜蒌薤白半夏汤 瓜蒌一枚，薤白、半夏各三钱。

一百十二、当归四逆汤 当归酒洗、桂枝、白芍酒炒各三钱，细辛、炙甘草、通草各一钱，大枣六枚。

一百十三、不换金丹 荆芥穗、僵蚕、天麻、炙甘草各一钱，羌活、川芎、白附子、乌头、蝎梢、藿香叶各五分，薄荷、防风各一钱五分，为末，炼蜜丸弹子大，每服一丸，细嚼，茶酒任下。用饮片煎服亦可。

一百十四、乌药顺气汤 乌药、橘红各二钱，川芎、白芷、枳壳、桔梗、麻黄各一钱，僵蚕去丝嘴炒、炮姜、炙甘草各五分，加姜枣煎。

一百十五、真人活命饮 金银花二钱，当归酒洗、陈皮去白各一钱五分，防风七分，白芷、甘草节、贝母、天花粉、乳香各一钱，没药五分，二味另研，候药熟，下皂角刺五分，穿山甲三大片，剉蛤粉炒去粉，用好酒煎服，恣饮尽醉。

一百十六、铁箍散 芙蓉花、赤小豆等分，研末，麻油调敷。

一百十七、阳和汤 熟地、鹿角片文火先煎慎防溢出，各一两。上肉桂后入、甘草、附子各一钱，麻黄、炮姜各五分，水煎服，服后尽量饮好酒数杯，谨戒房事，服至病愈为止，春夏皆宜，不可增减。若阴疽凝结不化者，附子、肉桂、炮姜可加至数倍，切勿疑而自误也。

一百十八、小金丹 白胶香即枫树汕香、草乌、五灵脂、地龙、制木鳖各净末各一两五钱，制乳香、制没药、归身各七钱五分，麝香一钱，陈墨一钱二分，糯米粉一两二钱，煮，调和入各药末捣千锤，为丸如芡实大，一料约为二百五十丸，晒干磁瓶收贮，以蜡封口，勿令泄气。临用取一丸，布包放平石上，捣碎入杯内以好酒浸，用小杯盖住一二时，用热陈酒送服，令醉，盖被睡卧取汗即愈。患在下部空心服，上部临睡服，照方减二十分之一，用饮片煎服亦可，惟麝香、白胶香、乳没药研末冲入之。

一百十九、大陷胸汤 大黄、芒硝各二钱，甘遂一钱，为末，冲入温服。

一百二十、姜桂汤 炮姜、肉桂各一钱，炙甘草八分。

一百二十一、导赤各半汤 黄连、甘草各一钱，黄芩、知母、山栀、麦冬、人参各一钱五分，犀角三分，滑石三钱，茯神二钱，加灯心三十寸，姜枣煎。

一百二十二、天王补心丹 生地四钱，人参、玄参、炒丹参、炒茯苓（一用茯神）、桔梗、远志炒、酸枣仁炒、柏子仁炒、天冬炒、麦冬炒、当归酒洗、五味子炒各一钱，临卧灯心汤下，用饮片煎服亦可。

一百二十三、归脾汤 人参、于术土炒、茯神枣仁炒、龙眼肉各二钱，黄芪炙一钱五分，当归酒洗、远志各一钱，木香、甘草炙各五分，姜枣煎。

一百二十四、栀豉汤/栀子豉汤 栀子、豆豉各三钱。

一百二十五、黄连阿胶汤 黄连炒、山栀各二钱，黄柏、阿胶炒各一钱。

一百二十六、干姜附子汤 干姜、附子生用各二钱。

一百二十七、斑龙丸 鹿角胶、柏子仁各二钱，菟丝子二钱，鹿角霜、熟地黄各四钱，酒化胶为丸。若煎汤，酒化胶冲服。

一百二十八、半夏汤 半夏五钱，米一两，长流水扬万遍，煮服，汗出即已。

一百二十九、安神定志丸 茯苓、茯神、人参、远志各二钱，石菖蒲一钱，龙齿三钱，炼蜜为丸，如桐子大，辰砂为衣，每服二钱，开水下用，饮片煎服亦可。

一百三十、小建中汤 桂枝、生姜各三钱，白芍六钱，炙甘草二钱，大枣三枚，饴糖冲入一两。

一百三十一、小承气汤 大黄三钱，厚朴、枳实各二钱。

一百三十二、半夏泻心汤 半夏三钱，黄连一钱，黄芩、人参、炙甘草、干姜各一钱五分，大枣二枚。

一百三十三、自制胃风汤 防风、白芷、葛根、白芍酒炒各二钱，升麻、炙甘草各一钱，粳米一百粒，河水二盏煎一盏，食后服。

一百三十四、泻胃散 生地、牡丹、石膏各三钱，黄连一钱五分，当归酒炒二钱，升麻五分。

一百三十五、涤痰汤 半夏姜制、胆星各二钱五分，橘红、枳实、茯苓各二钱，人参、菖蒲各一钱，竹茹七分，甘草五分，加姜煎。

一百三十六、枳术丸 枳实一钱五分，于术土炒三钱，共研末，水泛为丸，每服二钱，白滚汤下，用饮片煎服亦可。

一百三十七、化虫丸 槟榔、鹤虱、苦楝根东引未出土者、胡粉炒各二钱，芜荑、使君子各一钱，枯矾三分，为末，酒煮，面糊作丸，每服二钱，空心时开水送下，小儿减半。饮片煎服亦可。

一百三十八、乌梅安蛔丸/乌梅丸 乌梅三枚醋浸蒸，细辛、桂枝、附子炮、人参、黄柏各六分，黄连一钱五分，干姜一钱，川椒去汁、当归各四分，用饮片煎服亦可。

一百三十九、柴胡疏肝散 柴胡、陈皮各一钱五分，川芎、赤芍、枳壳麸炒、香附子醋炒各一钱，甘草炙五分。

一百四十、推气散 枳壳、郁金各一钱五分，甘草、肉桂各七分，共为末，开水调下三钱，用饮片煎服亦可。

一百四十一、甘芍汤/芍药甘草汤 炙甘草、白芍各四钱。

一百四十二、玉烛散 归尾、生地、赤芍各三钱，川芎、大黄、芒硝各二钱，甘草一钱，共为末，每空心时酒调下四钱，用饮片煎服亦可。

一百四十三、瓜蒌薤白白酒汤 瓜蒌、薤白头各四钱，白酒四两冲入。

一百四十四、独活寄生汤 独活、当归、茯苓、杜仲姜汁炒断丝各二钱，桑寄生、熟地各三钱，秦艽、防风、白芍、牛膝、人参各一钱五分，甘草、川芎、桂心各一钱，细辛六分。

一百四十五、青娥丸 补骨脂酒炒为末三钱，胡桃肉去皮研烂四枚，杜仲四钱，炒生姜、炒蒜各二钱，共研末，打烂为丸，淡盐汤下四钱，作汤亦可。

一百四十六、元麦地黄汤 熟地八钱，山药、萸肉去核各四钱，丹皮、泽泻、茯苓、玄参、麦冬去心各三钱。

一百四十七、知柏八味丸 熟地八钱，山药、萸肉去核各四钱，丹皮、泽泻、茯苓各三钱，知母、黄柏各一钱五分，用饮片煎服亦可。

一百四十八、四物汤/生地四物汤 熟地、当归各四钱，白芍酒炒二钱，川芎一钱五分，此方熟地易生地，名生地四物汤。

一百四十九、代抵当汤 大黄三钱，生地、归尾、桃仁、穿山甲、元明粉各二钱，肉桂六分。

一百五十、生化汤 当归八钱，川芎三钱，桃仁二钱，红花一钱五分，炙甘草一钱，炮姜五分，益母草汤煎。

一百五十一、藿香正气散 大腹皮、紫苏、茯苓、白芷各三钱，陈皮、白术土炒、厚朴姜汁炒、半夏曲、桔梗各二钱，甘草一钱，姜枣煎。

一百五十二、当归生姜羊肉汤 当归三钱，生姜五钱，羊肉二两。

一百五十三、丁香楝实丸 楝子三钱，茴香、延胡索各一钱五分，归尾二钱，全蝎去足翅炙五枚，丁香、木香各四分，酒二盅，除丁香、木香同煮干，再焙为末，入丁香、木香末，酒打糊为丸，每服一钱，酒送下。用饮片煎服亦可。

一百五十四、自制泻胃补肾汤 制大黄、杜仲盐水土炒、白芍酒炒、大生地、制毛脊、桑寄生各三钱，大熟地、当归酒炒各四钱，炙甘草一钱，元明粉冲入二钱，桑枝酒炒一两，煎汤代水。

一百五十五、自制益气生精饮 人参、于术土炒、茯苓、归身酒炒、白芍酒炒、杜仲盐水炒、续断醋炒、生姜各三钱，炙甘草一钱，熟地、黄芪各四钱，新会皮、桂枝各一钱五分，大枣三枚，桑枝酒炒一两，煎汤代水。

一百五十六、三痹汤 黄芪、独活、当归酒洗、白芍酒炒、人参各二钱，续断、秦艽、防风、川芎、牛膝各一钱五分，细辛六分，熟地、杜仲姜汁炒断丝、茯苓各三钱，桂心、甘草各一钱。

一百五十七、除湿汤 羌活、防风、藁本、苍术各一钱五分，升麻七分。

一百五十八、疏凿饮 羌活、秦艽、槟榔、大腹皮、椒目、泽泻各一钱五分，茯苓皮、赤小豆各二钱，木通、商陆各一钱，加姜皮煎。

一百五十九、海蛤丸 海蛤、防己各三钱，陈皮、郁李仁去皮炒、赤茯苓各二钱，桑皮、葶苈隔纸焙一钱，为末，蜜丸，米饮下三钱，海蛤研粉，用饮片煎服亦可。

一百六十、防己黄芪汤 防己、黄芪各二钱，于术一钱五分，炙甘草一钱，生姜三片，大枣二枚，煎。

一百六十一、越婢汤 麻黄三钱，石膏四钱，甘草一钱，生姜二钱，大枣二枚。

一百六十二、防己茯苓汤 防己、黄芪、桂枝各二钱，茯苓三钱，甘草一钱。

一百六十三、香砂六君子汤 人参、白术土炒、茯苓各二钱，甘草一钱，木香四分，砂仁六分。

一百六十四、益气疏肝煎 党参、茯苓、鳖甲醋炙各四钱，于术土炒、姜制半夏、当归酒炒各三钱，炙甘草一钱，青皮、陈皮、川芎、柴胡各一钱五分，白芍酒炒二钱，姜三片，枣三枚，流水煎。此方治疟母甚效，并治营卫不和，乍寒乍热，以及病后虚热不清或骨蒸劳热等症。

一百六十五、还少丹 熟地四钱，山药、牛膝酒浸、枸杞酒浸各三钱，山萸肉、茯苓乳拌、杜仲姜汁断丝、远志去心、五味子炒、楮实酒炒、小茴香蒸、巴戟肉酒浸、肉苁蓉酒浸各二钱，石菖蒲一钱，加枣肉三枚，蜜丸，盐汤或酒下，煎服亦可。

一百六十六、缩泉丸 益智仁炒二钱，乌药一钱五分，山药三钱，盐汤下。

一百六十七、桑螵蛸散 桑螵蛸盐水炙、茯苓各三钱，人参、当归酒炒各二钱，菖蒲盐炒一钱，龙骨煅、龟板酥炙各四钱，远志去心一钱五分，临卧人参汤下三钱，用饮片煎服亦可。

一百六十八、八正散 车前子炒、瞿麦、萹蓄、甘草梢、栀子炒黑、大黄各二钱，木通一钱五分，滑石四钱，加灯草三十寸煎。

一百六十九、小蓟饮子 小蓟、栀子炒、当归酒炒各二钱，滑石、生地各三钱，蒲黄、木通、淡竹叶各一钱五分，藕节五枚，甘草五分。

一百七十、疗肾滋本丸 黄柏酒炒二钱，知母一钱，酒炒蜜丸，盐汤下，用饮片煎服亦可。

一百七十一、清心莲子饮 石莲杵、人参、柴胡、赤茯苓、黄芪各三钱，黄芩酒炒、地骨皮、麦冬去心、车前子炒、炙甘草各二钱。

一百七十二、妙香散　山药姜汁炒四钱，人参、黄芪、远志炒、茯苓、茯神各二钱，桔梗六分，甘草、木香各五分，麝香二分，吞辰砂四分，另研每服二钱，酒下。用饮片煎服亦可。

一百七十三、金锁固精丸　芡实蒸、莲蕊须、沙苑蒺藜炒各二钱，龙骨酥炙、牡蛎盐水煮一日夜煅粉各一钱，莲子粉为丸，盐汤下，用饮片煎服亦可。

一百七十四、十补丸　熟地、黄芪、白术各四钱，当归、白芍、人参、茯苓、枣仁、续断各二钱，龙骨煅、龟板酥炙各四钱，远志去心一钱五分，山药、萸肉、杜仲、龙骨、牡蛎各三钱，远志、五味子一钱，用石斛四钱，熬膏，和炼蜜为丸。每早开水下四钱，用饮片煎服亦可。

一百七十五、猪苓汤　猪苓、茯苓、泽泻、滑石、阿胶各二钱。

一百七十六、猪苓丸　半夏二钱，猪苓三钱，同拌炒勿焦，为末糊丸桐子大，空心咸汤下三钱，用饮片煎服亦可。

一百七十七、活血润燥生津饮　熟地、当归酒炒、白芍酒炒各二钱，天冬、麦冬、瓜蒌各一钱五分，桃仁研、红花各一钱。

一百七十八、生熟四物汤　熟地、生地、当归酒炒各四钱，白芍酒炒三钱，川芎二钱。

一百七十九、三才汤 人参二钱，天冬、熟地各四钱。

一百八十、玉女煎 熟地四钱，石膏、麦冬各三钱，知母、牛膝盐水炒各一钱五分。

跋

易曰："不恒其德，或承之羞。夫恒者常也，从心从亘。以吾心之德，亘乎天之道，贯乎地之理，是即贯天地亘古今之常道也。"孔子曰："人而无恒，不可以做巫医。"故医之神圣工巧者，必求之于无恒产而有恒心之士大夫中。

今天下大乱，民生草芥，士大夫之恒其德者，已不易求。况神圣工巧之医，其尚可求哉？虽然，今之王子雨三，其庶几乎。王子古朴质实，以耕读隐于乡。初未尝学医，顾以家人之死于医者比比，乃发愤治医学。与汉长沙张仲景、宋学士许叔微中途习医之旨，不谋而合。故能吸精吮髓，索奥探玄。偶小试辄奏神效，于是求者踵相接，治无不效，病无不愈。王子未尝自满，每穷年兀兀，不得其神秘不肯已。故不数年间，视茫茫，发苍苍，而齿牙动摇。今则苍苍者或化而为白矣，动摇者或脱而落矣，一生精血，尽瘁于此。殆即易之所谓恒其德者非欤。其医之神圣工巧也，不亦宜乎！

乃者余以事来刘，访王子于其家，得读其所著《治病法轨》。每一字一击节，一言一叹赏。读至精警处，则与砉然长啸，胸为之畅。盖其所辨表里、阴阳、气血、虚实之理，至精、至妙、至微、至奥，发人未发，道人未道，天地之玄秘，发泄无余。是岂第羽翼仲景，普济斯民而已哉。王子其立言之君子耶，抑立德立功者耶。

窃尝思之，著书立说，垂教后世者，其言不朽。王子之著，必传无疑，则王子之言之卓立于后世也，孰得而非之。且王子治病不责酬，而施诊施药，乡里盛其德，病者铭其功。入其境翕然众望，则王子又功德巍巍。三不朽全备矣！况此书一出，后世医者之循其轨，天下苍生之受其惠者，何可胜数！吾知千百年后，必犹有盛称王子之人者，则王子诚奋乎千百世之前，而生气凛凛乎千百世之后。王子其可谓医之恒者矣，岂第此书之必传哉！余与王子交最深，故读之而跋其后，王子其颔之乎！

民国三十年六月初七，太仓陆云昂谨跋于刘湄寓次